ZahnFehlstellungen

Sanfte Regulation ohne ZähneZiehen

Die Zahnstellung
Spiegelbild unserer Persönlichkeit

Analyse und Fortschritt des Ist-Zustandes eines Menschen

von   Dr. Jürgen André

ISBN 978-3-9502870-0-4
© 2010 CAUSAL Edition e.U. / Dr. Ilse Ennsfellner
www.causal.eu
Email: info@causal.eu

Alle Rechte vorbehalten. Nachdruck, auch auszugsweise, sowie Verbreitung durch Film, Funk und Fernsehen, durch fotomechanische Wiedergabe, Tonträger und Datenverarbeitungssysteme jeglicher Art nur mit schriftlicher Genehmigung.

Druck: Donau Forum Druck, 1230 Wien

Printed in Austria

Grundgedanken

Wie kommt ein ZahnArzt zu diesem Thema? Was will er uns mitteilen? Diese oder ähnliche Fragen werden Sie haben, wenn Sie den Titel des Buches und seinen Inhalt lesen. Ich möchte Ihnen die Idee für das Buch vorstellen, damit Sie sich selbst ein Bild davon machen können.

Der Beginn dessen, was ich hier zusammengeschrieben habe, hat seinen Ursprung in der Suche nach einer Therapie für den Menschen und nicht für die Technik. Zahnregulierungen wie ich sie an der Universität lernte, kamen für mich nicht in Frage, da ich wusste, dass dies ein Weg mit einer Sackgasse ist und die Patienten vom Zahnarzt abhängig macht. Ich selbst hatte als Kind eine Zahnspange, und mir wurde ein Zahn aus therapeutischen Erwägungen im Oberkiefer gezogen. Da mir nur einseitig ein kleiner Backenzahn gezogen wurde, kam es in der Folge zu Verschiebungen. Doch nichts wurde wirklich therapiert, das Ergebnis ist heute noch sehr unbefriedigend und nicht rückgängig zu machen, da der gezogene Zahn nicht mehr hergezaubert werden kann.

Mein Verständnis als ZahnArzt wurde durch eigene Erfahrungen in einer Weise geprägt, dass ich es anders machen wollte. Alle an der Universität vorgestellten Methoden sprachen mich nicht an. Deshalb arbeitete ich lange Zeit nur als allgemeiner ZahnArzt, ohne mich um die Zahn-Kiefer-Fehlstellungen persönlich zu kümmern. Doch ich war immer auf der Suche nach einer Antwort für die Therapie von Zahn-Fehlstellungen.

Aufgrund meiner Fortbildungen im Bereich der ganzheitlichen Zahnmedizin und Medizin entdeckte ich immer mehr Zusammenhänge, die an Universitäten so nicht gelehrt wurden.
Bei einer Fortbildung mit französischen Kollegen in der Schweiz lernte ich dann die Methode mit dem Aktivator Soulet-Besombes kennen

und wusste, dass dies der von mir gesuchte fehlende Teil zur Behandlung von Zahn-Fehlstellungen war.

Mit dieser Überzeugung begann ich Eltern, die auf der Suche nach einer ganzheitlichen Zahnregulierung für ihre Kinder waren, meine Ansicht darzustellen. Die Gemeinsamkeit von beiden Seiten war dern Erhalt aller bleibenden Zähne und keine festsitzende Apparatur zur Zahnregulierung im Mund zu erleben, auch keine Operationen aus diesem Grunde. Es hat sich inzwischen zu oft gezeigt, dass nach all den Jahren der schulmedizinischen Zahn-Kiefer-Regulierung die alte Zahnstellung nach geraumer Zeit wieder erschien.

Im Zuge dieser dann stattfindenden Beratungen gab es ein Erlebnis, das mich auf die Idee des Zusammenhangs von Persönlichkeitsbild und Zahnstellung brachte. Oft schon hatte ich von diesen Zusammenhängen gelesen, konnte jedoch nichts damit anfangen. Auch hatte ich bisher keine Ausführungen dazu gelesen.

Folgendes trug sich zu:

Ein Ehepaar mit zwei Kindern und der Oma kamen zu mir in die Praxis und wollten meine Sicht zur Zahnstellung und der notwendigen Therapie von mir hören. Ich hatte nur die Zähne des Kindes gesehen und beobachtet, wie alle zusammen in den Behandlungsraum eintraten. Ohne die Erwachsenen zunächst zu den Lebensumständen zu befragen, war mir dennoch an der Haltung des Kindes und der Zahnstellung klar geworden, wie sich dieses Kind im sozialen Umfeld verhält, und wie seine Umgebung es wahrnimmt. Ich stellte daraufhin sehr vorsichtig Fragen, die gleichzeitig mit Behauptungen meinerseits verknüpft waren. Im Laufe der Beratung bemerkte ich, wie mich die Oma immer ungläubiger anschaute, was mich gehörig verunsicherte. Am Ende der Beratung eröffneten mir Oma und Eltern, dass sie noch nie erlebt hätten, dass ein Fremder in so kurzer Zeit so treffend dieses Kind beschrieben hätte. Zudem wollten sie dann wissen, woher ich das alles wisse. Da war dann ich sprachlos und konnte nur darauf verweisen, dass ich selbst nicht wisse, weshalb ich diese Fragen so gestellt hätte und wie diese Gedanken zu mir kamen. Ich war allerdings sehr froh, dass ich dies so wahrnehmen konnte, was immer es auch ist.

Aus dieser Erfahrung heraus wurde ich mutig und versuchte herauszufinden, ob ich dieses bestimmte Gefühl und diese Gedanken auch bei anderen Patienten habe. Am Anfang war es schwierig einen Faden zu finden, an dem ich mich orientieren konnte. Doch mit der Zeit kamen immer mehr Erlebnisse dieser Art, so dass mich vermehrt Patienten fragten, ob sie die Erklärungen, die ich ihnen gegenüber gab, auch in Buchform bekommen könnten.

Nach mehr als 9 Jahren war es dann so weit, und mir war klar, wie ich ein Buch zu dieser Thematik beginnen konnte. In der ersten Januarwoche 2008 kam die Idee zum Buch. Es ist in meinen Augen immer noch am Beginn, doch fasst es all das zusammen, was für ein tieferes Verständnis der Zahnstellung bzw. Zahn-Fehlstellung beim Menschen grundlegend ist.

Es ist so faszinierend in der täglichen Praxis zu erleben, dass die Zahnstellung ein Spiegelbild der Persönlichkeit eines Menschen darstellt. Dies möchte ich Ihnen in diesem Grundlagenbuch weitergeben. Gleichzeitig wünsche ich mir, Ihnen noch weitere Erkenntnisse in dem späteren Buch über Persönlichkeitsbild und Zahnstellung darlegen zu dürfen.

Ich danke Ihnen für Ihr Interesse und wünsche Ihnen, dass dieses Buch ein paar Ihrer Fragen klären konnte und weitere für Sie eröffnet.

Jürgen André

**Zahnerkrankungen alleine
existieren nicht
der ganze Mensch ist krank
und muss in seiner Gesamtheit
behandelt werden.**

Meinen Söhnen
Frédéric Joël   und   Dominic Pascal

Inhaltsangabe

Vorwort 6
Erziehung 8
Sozialisation 10
Liebe 12
Egoismus 16
Symbolik 17
Umkehrung 22
Medien/Vermarktungsstrategien 27
Entwicklung 31
Dreier-Regel 36
Grundmuster 41
Drei Säulen für eine erfolgreiche Zahnregulierung 42
Spiegelbild 43
Zahnwechsel 48
Gebiss-Stellungen 59
Das „Schmalgesicht" 60
Der verschobene Unterkiefer 65
Der verschobene Oberkiefer 71
Der offene Biss 75
Das Gebiss mit Lücken zwischen den Zähne 77

Der Deckbiss/Tiefbiss	79
Gezogene Zähne	82
Zahnbildung	84
Zahnregulierung	86
Zahnärztliche Therapie	86
Heileurythmie	89
Primäre motorische Ordnung Pri.m.O.®	90
Neurofunktionelle Reorganisation	92
Anhang	93
Fallbeispiele	96
Dank	101
Quellenangaben	102
Index	103

Vorwort

Dieses Buch wendet sich an alle Menschen, die sich für die Stellung der Zähne und der Kiefer im Zusammenhang mit der Persönlichkeitsstruktur interessieren. In den meisten Fällen sind es die Eltern, die sich aus eigenem Antrieb oder auf Veranlassung durch den Hauszahnarzt, mit der Problematik der Zahnstellung der Kinder beschäftigen. In manchen Fällen sind es auch junge Erwachsene, die mit ihrer Zahnstellung unzufrieden sind. Dieses Buch soll zeigen, dass jede Zahnstellung ursächlich das sichtbare Zeichen der Persönlichkeit des Einzelnen darstellt. Allein eine technische Lösung (z.B. eine festsitzende Zahnregulierung mittels aufgeklebter Brackets) für das Problem zu verwenden, reicht nicht aus, um ein dauerhaftes Ergebnis für „schöne, gerade Zähne" zu erhalten. Es ist vielmehr notwendig, unter Berücksichtigung des ganzen Menschen, ein Bewusstsein für die drei Anteile (KÖRPER – GEIST – SEELE) eines Menschen zu schaffen. Nur eine Therapie, die diese drei Anteile berücksichtigt, wird eine dauerhafte Veränderung der Zahnstellung bewirken. Damit einher geht die Veränderung der Persönlichkeit eines Menschen, da der Ist-Zustand durch die Therapie/Eigentherapie beeinflusst wird. Es ist jedoch nicht der Therapeut, der den Patienten verändert, sondern der Patient verändert sich selbst. Der therapeutische Ansatz ist „die Hilfe zur Selbsthilfe". Nur das, was wir Menschen selbst gelernt haben, können wir auch dauerhaft speichern. Alles, was uns von anderen „gut gemeint" („das tue ich für dich") angedient wird, bleibt uns nicht erhalten oder wird nie richtig erlernt. Ziel des Buches soll sein, dass Sie nach der Lektüre in der Lage sind, Verständnis für die Zahnstellung in Abhängigkeit eines medizinischen und ganzheitlich erweiterten Grundwissens aufzubringen. Es soll Ihnen eine/die **AND´RE** Sicht präsentieren, mit deren Hilfe Sie aus der Vielzahl von Informationen eigene Entscheidungen treffen können.

Dieses Buch wendet sich gegen die weitverbreitete Meinung, dass bleibende Zähne gezogen werden müssten, und dass es ein Alter gäbe, bis zu dem eine kieferorthopädische Therapie durchgeführt werden müsste, um Schäden für das Leben abzuwenden. Zahn-Kiefer- Regulierungen sind ein Leben lang möglich, solange keine Krankheit dagegen spricht.

Jürgen André

Erziehung

Wenn wir im Zirkus von den Leistungen der Tiere fasziniert sind, die ihnen von Menschen, den Dompteuren, antrainiert wurden, und lustvoll dafür in die Hände klatschen, dann frage ich mich, wer dressiert hier wen?

Wir Menschen klatschen, da einer der unseren den Kontakt zu einem Tier so herstellen kann, dass wir verstehen, was dieses uns mitteilen möchte. Das Tier signalisiert: Schau her, weil ich z.B. ein Seehund bin, kann ich einen Ball auf der Nase balancieren oder auf ihm posieren. Da ihr es kaum könnt, zeige ich euch, wie es geht. Es macht mir Freude, euch zu belustigen, und zu sehen und zu hören, wie ihr lacht und klatscht. Ich bekomme dafür Fressen. Meine Gefangenschaft ist dann weniger langweilig als mein eigenes, selbstbestimmtes Leben. Ich sehe das so: Jedes Lebewesen hat die ihm eigenen Möglichkeiten, in dieser Welt zu existieren. Nicht notwendigerweise muss auch jedes Wesen alle anwenden; die Auswahl der Möglichkeiten wird vom Einzelnen und seiner zugehörigen Gruppe (Art) unterschiedlich und doch ähnlich durchgeführt. Besondere Fähigkeiten helfen spezielle Futterplätze/Geldquellen zu finden.

Wenn wir Menschen also ein Tier „dressieren", dann frage ich mich, wer wird hier denn dressiert? Ich meine, dass die Dompteure und das menschliche Publikum dressiert werden und nicht, wie wir glauben, die Tiere.

Das menschliche Gehirn mit seinen vielfältigen Möglichkeiten ist in der Lage, die Signale der Tiere auf vielfache Weise zu interpretieren. Die Tiere haben ihre eigene Kommunikation. Meist verstehen wir sie nicht, jedoch können die Tiere vieles an uns wahrnehmen und sie reagieren auf ihre artspezifische Weise darauf. Zum Beispiel Delfine, Hunde, Katzen etc.

Tiere sind von Grund auf und ohne Vorbehalt freundlich und werden anderen Lebewesen nur gefährlich, wenn sie Hunger haben. Ausschließlich um das tägliche Überleben zu sichern, fressen sie einander. Sie betreiben keine oder kaum Vorratshaltung, sie töten nicht aus Gier. Wenn sie satt sind, überlassen sie den Rest den anderen Lebewesen, ohne damit zu spekulieren.

Was also passiert, wenn ein Mensch ein Tier dressiert? Der Dompteur lässt sich auf das Tier ein, und er muss bestimmte Eigenschaften herausfinden, die das Tier zwar beherrscht, die es allerdings normalerweise nicht oder nur selten benutzt. Er möchte diese Eigenschaften so aktivieren, dass das Tier sie zu einem bestimmten Zeitpunkt hervorhebt.

Dies bedeutet, das Tier wird mittels Belohnungen so weit gebracht, dass es das Gewünschte tut oder zeigt.

Im Klartext heißt dies: Das Tier tut dem Menschen dann einen Gefallen, wenn dieser sich so verhält, dass das Tier bereit ist, die gewünschte Speise/Belohnung anzunehmen. Aufgrund der Gefangenschaft, in der es leben muss, ist es verständlicherweise schnell bereit, gewünschte Verhaltensmuster zu zeigen. Alle Formen von tierischer Gefangenschaft sind demnach nichts anderes als erzwungene Verhaltensweisen, denn die Tiere können dieser Situation nicht entkommen. Dass einzelne Tiere freiwillig beim Menschen bleiben, hängt mit der Ähnlichkeit von bestimmten, zum Teil identischen Verhaltensweisen zusammen. Wie der Mensch mögen es auch beispielsweise die Vögel gern, wenn sie keine langwierige Nahrungssuche betreiben müssen. Sofern also gemeinsame Interessen vorliegen, fällt es dem Tier leicht, sich mit dem Menschen zu arrangieren, da doch beiden geholfen ist. Manche Tiere, die sogenannten Kulturflüchtlinge wie der Schwarzstorch, wollen mit dem Menschen jedoch nichts zu tun haben, im Gegensatz zu den Kulturzöglingen wie der Weißstorch. Was ein Tier nicht beherrscht, wird durch nichts zu aktivieren sein. Ein Elefant kann nicht fliegen, und ein Fisch wird nicht tanzen. Es ist aus diesem Grund für mich eindeutig, dass die Tiere uns dressieren und nicht wir sie.

Sozialisation

Das Verhalten, das wir praktizieren, hat Vorbildfunktion für unsere Kinder. Wie oft müssen wir am Verhalten unserer Kinder erkennen, wie und wer wir sind? Wie oft erzählen Kinder anderen Menschen unbekümmert Dinge aus dem Familienleben, die uns die Röte ins Gesicht schießen lassen? Sie machen uns damit bewusst, dass wir so sind, wie wir reden.

Nach einem solchen ersten Vorfall werden wir in der Folge überlegen, welche Worte wir in Gegenwart der Kinder benutzen. Langschläfer werden sich beispielsweise durch die Geburt eines Kindes sehr schnell ein anderes Schlafmuster angewöhnen. Wer erzieht also wen? Ich bin der Meinung, dass die Kinder auch die Erwachsenen erziehen.

Neugeborene sind von Natur aus absolute Egoisten, aber sie werden nicht als solche empfunden, da unsere menschliche Ratio natürlich eine gute Begründung dafür hat. Nichtsdestotrotz ist die objektive Sachlage die, dass menschliches Leben nur gedeihen kann, wenn sich der Einzelne in den Vordergrund stellt.

Der Prozess der Sozialisation ist demnach nichts anderes als die Anpassung des Einzelnen an die Gruppe und umgekehrt. Die Schwierigkeit ist die Selbsterkenntnis. Aus dieser heraus sieht die Dressur von Tieren ähnlich aus. Der Dompteur (die Eltern) muss erkennen, welche Fähigkeiten das Tier (das Kind) hat. Dies jedoch nur, da er als Mensch die tierische Sprache nicht versteht. Genauso verhält es sich mit Kindern. Die Eltern müssen erkennen, welches Potenzial ihr Kind hat. Eine falsche Interpretation führt zu Schreianfällen. Je besser Eltern kapieren, was das Kind will, umso schneller ist das Geschrei beendet.

Immer weniger Eltern verstehen die Annäherung an die Kinder. Die damit einhergehende Dissozialisierung Einzelner und des Gemeinwesens führt zu unverständlichen Reaktionen auf allen Seiten. Andererseits gibt es auch immer mehr Menschen, die den Kontakt zur Umwelt stark reduziert haben.

Liebe

Die menschliche Eigenschaft, erst einmal vieles unter dem Aspekt des Negativen zu sehen und nicht wie in der Tierwelt von der freundlichen und guten Warte auszugehen, führt dazu, dass die beste Eigenschaft des Menschen, lieben zu können, unter der Angst verborgen wird. Die Angst ist der größte Hemmschuh der Menschheit, da sie eine irrationale Form von Gedanken darstellt. Sie entsteht durch den Urtrieb des Menschen, nicht zu verhungern. Oft meinen wir jedoch, dass damit nur die **Ernährung** im körperlich-materiellen Bereich gemeint sei. Dem ist jedoch nicht so. Wir benötigen mehr als nur „essbare" Nahrung. Geistige Nahrung ist für uns wichtig und zwar mindestens genauso wichtig wie die materielle. Die geistige Nahrung erhalten wir über die **Sprache**, das **Sehen**, das **Riechen**, das **Fühlen**, das **Spüren** – über **unsere Sinne**. Die dritte Form der Nahrung erhalten wir über die Seele. Diese Form entspricht der Liebe. Sie kann weder sprachlich noch materiell übermittelt werden. Die seelische Nahrung wird oft missverstanden und durch Religionen oder Glaubensbekenntnisse jedweder Richtung ersetzt. Doch diese Form der seelischen Nahrung wird von zu vielen Menschen für eigene Zwecke missbraucht oder fehlinterpretiert. Liebe ist frei von allem. Liebe liebt – nicht mehr und nicht weniger. Eltern lieben ihr neugeborenes Kind. Es gibt nichts, was diese Liebe stört. Je nach Gemütszustand der Eltern hält dies länger oder weniger lang an. Da die schon oben genannten egoistischen Verhaltensweisen der Kinder vorhanden sein müssen und nur diese das Überleben sichern, kommt es im Lauf der Zeit zu Missverständnissen zwischen Eltern und Kindern. Um diese Missverständnisse auf ein scheinbar geregeltes Maß zu bringen, üben die Kinder mit den Eltern das Sprechen, da beide erkennen, dass Sprache vieles einfacher werden lässt. Was Kinder nicht wissen, ist, dass Sprache andere Hindernisse aufwirft, die oft zu Streit führen können. Wer weiß nicht davon zu berichten, dass sich Kinder wütend in die Ecke fallen lassen oder sonstige Dinge tun, nur um ihren Kopf durchzusetzen. Es gibt auch viele Menschen, die „sprachlos" werden, wenn sie ihre Meinung anderen nicht klarmachen können. Sie fallen in ein Muster der nachgeburtlichen Sprachfindung, um sich wieder zu orientieren. Oftmals gelingt es mit dem Mittel der Wortenthaltung, die Gedanken aller Beteiligten neu zu ordnen. In der Psychotherapie und gerade bei den immer häufiger werdenden Beziehungskonflikten, wird meist geraten, in Streitsituationen „den Mund zu halten". Es dient der Regulierung des Streits, und dies gelingt auch sehr gut. Wo kein Gegenwort fällt, kann auch nicht darauf reagiert werden. Die eskalierende Spirale wird unterbrochen. Nicht jeder beherrscht die sprachliche Einfühlsamkeit, und dann ist die Wortlosigkeit die beste Wahl. In diesen Fällen, nämlich bei geistiger Funktstille, ist im Sinne von Körper, Geist und Seele die körperliche Annäherung die geeignete Form, Spannungen abzubauen. Umarmungen, die in unserer Kultur so sehr ins Hintertreffen geraten sind, brauchen eine Neuauflage. Wohlwollende Annäherung zwischen den Menschen löst die meisten Konflikte oder beruhigt die Emotionen.

Ich möchte damit zum Ausdruck bringen, dass am Anfang die Liebe, die unbedingte = bedingungslose paradiesische Harmonie, die wohlwollende Energie steht. Selbst bei der Zeugung neuen Lebens ist die Liebe der einzig entscheidende Faktor. Liebe ist! Damit meine ich nicht die sexuelle Liebe.

Unsere Seele ist die Liebe, ist die vermittelnde Organisation, die Körper und Geist vereint. Allen drei Wesensgliedern des Menschen – KÖRPER, GEIST und SEELE – ist gemein, dass sie nur miteinander existieren können. Jedes ist gleich viel wert. Es gibt keine Bewertung, kein Wesensglied ist „besser" oder „schlechter". Nur „anders".

Da die Urkraft in uns die Liebe ist, können Körper, Geist und Seele noch so viel Unfug treiben, es wird dennoch keine schlimmen Folgen nach sich ziehen. Die Liebe gibt allen, auch sich selbst, den respektvollen Platz im Leben.

Liebe ist!   =   freier Geist   =   freie Energie

Ich nehme eine zunehmende Verschiebung in unserem menschlichen Verhalten wahr. Die SEELE als das vermittelnde Element in uns Menschen, wird zusehends von Körper und Geist bedrängt. Der KÖRPER versucht, sich wichtig zu machen, indem er seine Form, seine Vitalität, seine Funktion zum Wichtigsten deklariert. Der GEIST versucht mittels Intellekt, die Steuerung des Menschen zu erlangen, indem er den Verstand, das Wissen, vor allem für wichtig erachtet. Allein die SEELE sucht die Vermittlung von Geist und Körper, da ihr Ziel der Zusammenhang, der gemeinsame Nenner ist. Doch genau diese Position zwischen den beiden Antipoden kommt immer mehr in Gefahr missbraucht zu werden, um mittels Angstmacherei den freien Geist der Menschen zu beherrschen. Bei genauer Betrachtung waren, sind und bleiben alle DREI vereint und untrennbar miteinander verbunden.

Warum findet diese Auseinandersetzung der drei Bereiche statt? Ich meine, der Grund dafür ist die Massenträgheit, das dem Menschen innewohnende Faulheitsbedürfnis, wie es die Raubkatzen praktizieren (20 Stunden Schlaf und vier Stunden Arbeit pro Tag).

Da sich Körper und Geist jedoch zu agil zeigen, hat die Seele ihre „liebe Not", die zwei Kontrahenten Körper und Geist unter einen Hut zu bringen. Dennoch ist die Frage: Wer dressiert hier wen? Ich bin der Meinung, dass sich alle drei gegenseitig in die Schranken weisen, und dass dies auch richtig ist. Körper und Geist kann es in der menschlichen Struktur nicht gelingen, die Oberhand zu gewinnen, da ohne die vermittelnde Organisation der Seele, der LIEBE, beide nicht existieren können.

Weshalb lassen wir dann nicht der LIEBE ihren rechtmäßigen Platz, ohne zu kämpfen? Die Liebe ist ohne jede Forderung und immer anwesend. Die Liebe fesselt nicht, die Liebe fließt. Die LIEBE ist die Aura, die uns umgibt. Wir können sie annehmen und leben oder nicht.

Jeder der drei Grundpfeiler KÖRPER, GEIST und SEELE eines Menschen muss in die beiden anderen hineinhören, um zu existieren. Sobald ein Pfeiler verschwindet, spricht man vom menschlichen Tod.

Egoismus

Für mich stellt der Prozess des Älterwerdens eine langsame Sozialisation dar, vom absoluten Egoismus bis hin zum Sicheinfügen in die Gesellschaft. Jeder Mensch kann nur als totaler Egoist geboren werden, da nur dann das Überleben gesichert ist. Ohne diese Rücksichtslosigkeit würde jedes Neugeborene verhungern. Die Natur hat es zum Glück so eingerichtet, dass die Älteren/Eltern diesen Egoismus „lieben".

Ohne die Gleichzeitigkeit von Liebe und Egoismus würden also Fortpflanzung und Wachstum nicht von Dauer sein können. Es sind demnach zwei sich gegenseitig bedingende Gefühlszustände, die aufeinander eingehen. Im Lauf des Wachstums unterscheiden wir dann noch in die Zeit vor und nach der Pubertät. Das Kennzeichen der Pubertät ist, dass die Wahrnehmung der Jugendlichen von einem Zustand „nur ich bin für mich wichtig" in einen Zustand „ich bin Teil einer Gruppe" wechselt. Damit wird die Wahrnehmung auf ein größeres Umfeld erweitert, das für den erwachsenen Menschen kennzeichnend ist. Deshalb kann man bei Pubertierenden häufig auf direkt aufeinanderfolgende Aussagen treffen, wie etwa „ich kann das schon alles allein" und „ich mag mit dir kuscheln, ich bin doch noch so klein".

Symbolik

Im Zusammenhang mit der Persönlichkeit gibt es die männliche und weibliche Symbolik. Nachfolgend zeige ich Ihnen einige bekannte Darstellungen.

Im ersten Beispiel möchte ich auf den Davidstern hinweisen. Er besteht aus zwei spiegelbildlichen Dreiecken, die übereinandergeschoben sind. Im Inneren entsteht dadurch ein gleichseitiges Sechseck. Das auf der Grundfläche stehende Dreieck /\ steht für das Männliche, das auf der Spitze stehende \/ für das Weibliche. Zusammen ergeben sie das harmonischere, „gerundete" Sechseck. Wenn der Davidstern auseinandergezogen wird, entsteht entweder eine Rauten- oder eine Sanduhrform.

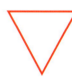

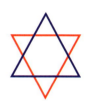

Eine harmonische Form ist für immer dann gegeben, wenn sich die Flächen- oder Längenunterteilung durch 3 teilen lässt. (Beispiel: ein Tisch wird dann als angenehm empfunden, wenn die Länge des Tisches der ca. 2fachen Breite entspricht; 2 + 1 = 3).

Ebenso ist es beim Body Mass Index: $BMI = \dfrac{\text{Körpergewicht in kg}}{(\text{Körpergröße in m})^2}$

Beim Davidstern wird genau diese Beziehung eingehalten: Sowohl die Dreiecke für sich sind harmonisch als auch das Sechseck. Innerhalb des Sechsecks haben auch alle Linien und Flächen dieses Maß. Dies ist kein Zufall, wie es der populäre Sprachgebrauch vielleicht suggeriert, sondern dem Stern ist genau dieses

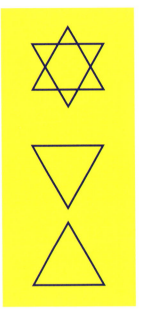

Maß <u>zugefallen = bestimmt.</u> Das bedeutet, dass es einen Sinn ergibt, dass diese Dreiecke im Davidstern so verwendet werden und nicht anders. Es hätte auch anders gezeichnet werden können.

Im Davidstern stehen das Männliche und das Weibliche ineinander und zugleich hintereinander oder voreinander. Von diesen beiden Grundformen ausgehend lassen sich nun noch einfachere Zeichen herauslesen. Sie sind innig miteinander verwoben oder nur eine zweiflächige Projektion eines dreidimensionalen Systems. Es lässt sich aus einer Zeichnung nicht eindeutig herauslesen, ob hier eine Ebene oder ein dreidimensionaler Raum dargestellt wird. Jeder Strich ist eine Erhebung und somit bleibt immer ein freier Raum für die Interpretation des Betrachtenden.

Egal, wie nun die Verschiebung der Dreiecke stattfindet, es lässt sich aus der Raute oder Sanduhr immer eine 8 formen. Die Acht steht für das Glück, für die **Liebe**.

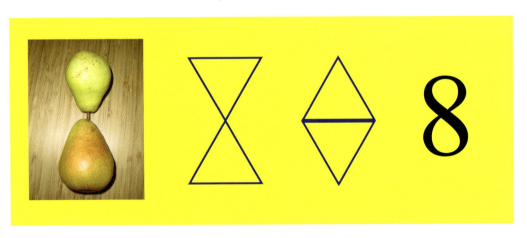

Wie beim Davidstern ist auch beim zweiten Beispiel, dem Yin-Yang-Zeichen der Vergleich und der Zusammenhang zu finden. Das Yin-Yang-Zeichen steht für männlich und weiblich. Es beinhaltet die Sechs und die Neun = 69. Die 69 ergibt übereinandergeschrieben ebenfalls die 8. Wie Ihnen sicherlich bekannt ist, wird die „69" in der Sexualität für die sogenannte „französische Stellung" verwendet. Auch dort bedeutet dieses Zeichen Glück und Liebe, da es die absolute Innigkeit und den Fluss des Lebens veranschaulicht. In der 69-Stellung kommt sich ein Paar so nahe, wie es überhaupt möglich ist. Die Verschmelzung der Energien liegt dabei auf den mittleren unpaarigen Meridianen (Lenker- und Konzeptionsmeridian, die genaue Körpermittelachse).

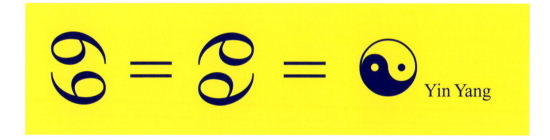

Es ist schwer nachzuvollziehen, weshalb beim einzelnen Menschen alle Meridiane doppelt angelegt sind außer diesen beiden. Betrachtet man jedoch die Gesamtheit der Menschen, ergibt es dann plötzlich einen Sinn. Das Männliche und das Weibliche vereinen sich nur auf einem Weg zur Vollkommenheit. Diese Vollkommenheit hat nichts mit der Fortpflanzung zu tun. Es geht mir bei der Beschreibung dieser Energie darum, dass ich Ihnen verdeutlichen will, dass die Fortpflanzung nur am Rande etwas mit dieser Lebensenergie zu tun hat, die durch die 69-Stellung hergestellt wird. In dieser Konstellation bedeutet es ein Fließen der Energie im Kreis.

Ganz anders verhält es sich bei der Schwangerschaft. In jeder Schwangerschaft zeigt sich das Zeichen 69 wieder. Schauen Sie sich die Lage eines Fötus an, und Sie werden erkennen, dass sie umgekehrt, also auf dem Kopf stehend ist. Dies hat nicht nur körperliche Gründe. Es ist auch die notwendige Position zur Mutter, da nur so der Energiekreislauf aufrechterhalten bleiben und eine natürliche Geburt erfolgen kann. Embryos in Beckenlage haben keine oder kaum eine natürliche Chance (ohne ärztliche Hilfe) zu überleben. Mit vielen verschiedenen Hilfsmaßnahmen kann ein Kind vor der Geburt zur Rotation in die „richtige Stellung" gebracht werden. Also ist die natürliche Lage eine in sich verschlungene 69-Position. Es entspricht dem Yin-Yang, dem Davidstern und der überlappenden Birnenstruktur (8 und I).

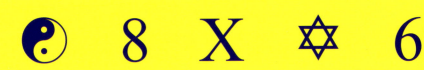

Leben ist so komplex, dass ich jedes Mal erstaunt bin, mit welchen Allheilmitteln einzelne Faktoren herausgegriffen und auf das Podest des vermeintlichen Alleinanspruches gehoben werden.

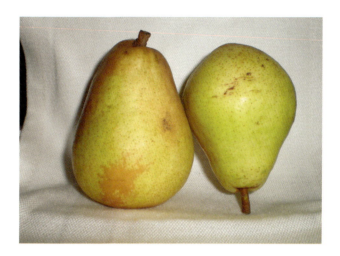

Andererseits verstehe ich, dass die Komplexität vielen Menschen Sorge bereitet, und sie dadurch vermeintlich die Übersicht verlieren. Mithilfe der Symboldarstellungen möchte ich Ihnen jedoch verdeutlichen, wie viel einfacher manches ist, als man allgemein annimmt.

Der Zusammenhang der Zeichen zeigt die Einfachheit der verschiedenen Darstellungen und deren dennoch ähnliche Symbolkraft.

Umkehrung

Die Bedeutung der Umkehrung der Körperfunktionen von der Zeugung über die Geburt bis hin zum aufrecht gehenden Menschen (möchte ich Ihnen im Folgenden erläutern).

Veränderungen der Zahnstellungen erkläre ich immer anhand der unsichtbaren jedoch „gefühlbaren" Wahrnehmung, die in uns steckt. Dazu stellen Sie sich bitte eine energetische Hülle (ähnlich einer Ei-Hülle) um den Menschen herum vor. Bei einer Verschiebung zum Boden hin sieht dieses Energiefeld aus wie eine aufrecht stehende Birne oder wie eine auf der Spitze stehende Birne, wenn die Energie zum Kopf aufgestiegen ist. Wie schon beim Davidstern finden sich auch in dieser Darstellung das Männliche und Weibliche. Übereinander gelagert ergibt sich wieder eine 8 (Acht) mit inneliegendem I (i oder l oder 1: je nach Schreibart; wichtig ist nur der Strich, der zugleich teilt und vereint).

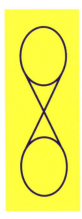

Die 8 (Acht) lässt sich wiederum dritteln. Zwei volle O und ein leeres X. Fügen Sie die zwei O so an das X, dass sich eine 8 ergibt. Können Sie jetzt das Männliche und Weibliche erkennen?

Auch der Zusammenhang von oben und unten ist zu betrachten. Gibt es ein Oben oder Unten? Was ist unten, was ist oben? Da wir uns nach der Gravitation ausrichten, haben wir die Füße unten und den Kopf oben. Wie sieht es dann beim Embryo aus? Wieso funktioniert alles auch umgekehrt, und weshalb wächst der Mensch aus unserer heutigen Sicht nach unten? Was bedeutet also Geburt? Die Geburt ist der Übergang von einer Sichtweise in eine andere, die durch das Stadium des flachen Liegens führt. Kinder können Sie nach der Geburt ohne Bedenken kopfüber halten. Es macht ihnen nichts aus oder sogar Spaß. Je jünger sie sind, desto weniger macht es ihnen etwas aus. Je älter sie werden, desto unangenehmer wird es für sie. Gerade im Yoga wird mittels Übungen versucht, dieses Gefühl zu reproduzieren. Alle, die es schaffen, empfinden es als angenehm.

Die Umkehrung des Körpers erfolgt schrittweise nach der Geburt. Die zunächst liegenden neugeborenen Kinder entwickeln über das wankende Aufrichten auf die Füße/Beine eine Umkehrung der Funktionen. Venen und Arterien müssen ihre Funktion bezüglich der Schwerkraft um 180 Grad ändern. Diese Schwerstarbeit kann nicht ohne Training erfolgen, wie wir es so schön bei den Kindern erleben dürfen. Wenn uns das Leben dazu bestimmt hat, von der einen Richtung in die andere zu konvertieren, dann ist Ihnen jetzt auch verständlich, dass bei dieser Umwandlung Prozesse in verschiedenen Bereichen notwendig sind. Dies erfolgt durch unsere Muskulatur und die Steuerung der Muskulatur über unser Gehirn.

Der Prozess der Reifung ist eine Anpassung an die Umgebung. Kinder ahmen zur leichteren Verständigung mit der Umgebung alles nach. Leicht zu erkennen ist es an der Sprache, da adoptierte Kinder die Sprache der Adoptiveltern lernen und nicht die der leiblichen Eltern. Ebenso werden Sie erkennen, dass Adoptivkinder und Adoptiveltern sich sehr stark angleichen, wie übrigens auch sehr lange zusammenlebende Menschen gleichen Alters. Die Ähnlichkeit wird umso größer, je früher die Kinder zu den Adoptiveltern kommen, und wenn sie aus demselben Kulturkreis stammen. Ich kenne mehrere Fälle aus der eigenen Praxis und dem privaten Umfeld, in denen die Tochter wie die Adoptivmutter wurde und der Sohn wie der Adoptivvater.

> Soziogenetisch = nicht auf der DNA festgelegt, sondern durch das Gemeinwesen (die Gesellschaft) erlernt.

Physiognomie ist nach meiner Ansicht unter anderem ein Ergebnis des soziogenetischen Umfeldes und hat nur teilweise mit der zurzeit weitverbreiteten Ansicht über die DNA bedingte Vererbung zu tun. Ich behaupte, dass gerade der Anpassungsprozess (die Drehung um 180 Grad = der Aufrichteprozess) der Kinder an die „erwachsene" Welt, sofern keine Krankheiten vorliegen, entscheidend zur Funktion der Muskulatur beiträgt und somit bestimmte körperliche Aktionen hervorruft. Fehler bei der Umsetzung setzen falsche Signale im Gehirn, die dann zu falschen Muskelfunktionen führen.

Im asiatischen Gesundheitswesen gibt es seit langem Massagetherapien, die auch schon bei Kleinkindern eingesetzt werden. Bekannte Formen darunter sind die Tui-Na-Massage (altchin.: An Mo = Massage in früheren Zeiten) oder die originale Thai- Massage. Dieses alte Wissen, das sich aus der Erkenntnis der notwendigen unterstützenden Kindesförderung entwickelt hat, wird in unseren „zivilisierten" Weltgebieten nicht genügend gewürdigt. Doch nicht nur den Kindern tut diese Massage gut. Auch die Älteren profitieren von der manuellen Unterstützung der Muskulatur. Erst wer einmal diese Massagen genossen hat, weiß dies zu schätzen.

Stattdessen wird in unserer „zivilisierten Welt" auf die mechanische, jedoch unpersönliche Art der Unterstützung gesetzt, z.B. die (unmöglichen) Schwingsitze, die mit Vorliebe in den Türrahmen gehängt werden, sodass das Kind viel zu früh meint, es könne bereits stehen. Hier liegt ein völliges Missverständnis der menschlichen Entwicklung vor. Wie ich schon erwähnte, findet nach der Geburt eine Umkehrung der funktionellen Einheit, hier vor allem die der Muskelfunktionen, statt. Die Muskulatur, die im Mutterleib das Blut vom Kopf in die Beine hochpumpen muss, stellt nach der Geburt auf die Pumpfunktion vom Bein zum Kopf um. Anders gesagt: Beim Embryo „fällt" die Blutzirkulation zum Kopf hin, nach der Geburt muss das Blut zum Kopf hingepumpt werden. Diese Umkehrung der Blutzirkulation geht einher mit der Schließung wichtiger Scheidewände im Herzen. (Zwischen den beiden Vorhöfen des Herzens liegt ein offenes Loch (Foramen ovale), das beim Erwachsenen verschlossen ist. Sonst spricht man u.a. von einem Herzfehler).

Jeder Mensch darf und kann nur dann aufrecht gehen, wenn er aus eigenem Antrieb heraus selbstständig stehen und laufen kann. Jedwede Unterstützung durch mechanische Hilfe oder durch übermäßig langes, geführtes aufrechtes Gehen an der Hand schädigt die Informationsabspeicherung im Gehirn. Es werden falsche Signale verarbeitet, und es findet wie bei einem Computer eine Art Fehlprogrammierung, oder noch drastischer ausgedrückt, eine Virenprogrammierung statt. In der Folge können weitere Impulse und Informationen nur noch die restlichen freien Plätze besetzen, nicht jedoch jene, die ihnen eigentlich zustünden. Wir Menschen lernen alles zu der uns bestimmten Zeit und nicht nach einem Programm, das einem Schulunterricht gleicht. Wir lernen auch nicht alle alles im gleichen Alter. Wir haben im Rahmen unserer Wesensform eine Schwankungsbreite, die uns nach und nach alles lernen lässt. Auf das ganze Leben bezogen ist es unbedeutend, ob ein Kind in dem oder dem Alter dies oder jenes schon

kann. Wichtig ist, dass das Kind die menschlichen Fähigkeiten spielerisch erlernen kann und dabei eine Unterstützung bekommt, so auch beim Gehen, das zunächst von häufigem Hinfallen begleitet wird.

Ich nenne immer wieder gerne als Beispiel die „sogenannten Schulversager" (siehe Einstein o.ä.), die es im Erwachsenenalter zu bemerkenswerten Erfolgen gebracht haben. Kinder, die gut rechnen können, haben oft zunächst Probleme mit der Grammatik oder umgekehrt. Am Ende der Schulzeit befindet sich dann alles auf einem ähnlichen Niveau. Bei manchen stellt sich dies auch erst lange nach der Schulzeit, im Berufsleben ein. Das gilt auch für unser Allgemeinwissen im Alter, und damit meine ich nicht das speziell erworbene Fachwissen. Deswegen können alte Menschen auch gütiger sein als junge, da die Frage über Sein und Haben einer zunehmenden Relativität unterliegt. Der allgemeine Sprachgebrauch drückt dies aus, wenn er von einer weisen Person spricht. Ich meine, dass sich diese Menschen nicht mehr so sehr unterscheiden(müssen) wie die Jüngeren, der Überlebenskampf nicht weiter die tragende Säule des Daseins ist und sich in den Vordergrund drängen muss.

Bei der Zahnstellung ist auf alle Fälle die Abhängigkeit von der Sprache deutlich sichtbar. In den Ländern, in denen die Zunge beim Sprechen sowohl den Ober- als auch den Unterkiefer gleichmäßig berührt, finden sich vorrangig harmonische Zahnbogen. Bei Sprachen, die die Laute mit einer eher ruhenden Zunge im Unterkieferraum artikulieren und kaum den Oberkiefer mit der Zunge berühren müssen, kommt es zu wohlgeformten Zahnbogen im Unterkiefer, hingegen herrscht im Oberkiefer in den meisten Fällen ein Platzmangel vor. Aufgrund meiner bisherigen Tätigkeiten konnte ich bei Menschen mit einer asiatischen Muttersprache (hier vor allem Thailand und China) feststellen, dass diese fast ausschließlich einen Platzmangel im Oberkiefer aufwiesen.

Ich führe dies lediglich zur Verdeutlichung an. Mir ist es wichtig, Ihnen aufzuzeigen, welche Rolle muskuläre Muster für unsere Zahnstellung spielen. Weiter möchte ich Ihnen zeigen, dass die am meisten verbreitete NORM-Zahnstellung (bekannt aus der Werbung) von einem europäischen Sprachmuster ausgeht. Es wird also eine ganz bestimmte Muskeltätigkeit vorausgesetzt. Schon Dialekte beeinflussen die Muskelfunktionen oder sind, umgekehrt gesehen, nur möglich, wenn eine bestimmte muskuläre Funktionsweise vorhanden ist. Wer am begabtesten mit der Muskulatur „spielen" kann, der kann am besten Sprache(n) imitieren.

Medien / Vermarktungsstrategien

Kein Kind kommt aus eigenem Antrieb und ohne Beeinflussung von außen auf die Idee, dass Zähne eine „falsche Stellung" haben könnten.

Lediglich aufgrund der besten Vermarktungsstrategien der Welt glauben Eltern etwas zu versäumen, indem sie von vielerlei fragwürdigen Informationen bombardiert werden. Die Kinder sehen die Zahnspangen dann bei den anderen Kindern und wollen sie auch haben, da für sie nur die vergleichbare Welt, eben die der gleichaltrigen Kinder zählt. Schaffe ich es als Therapeut, eine Sache einmal erfolgreich zu verkaufen, dann werden sich die nächsten Kunden von selbst einstellen. Angeraten werden die Zahnspangen immer den Eltern, nicht den Kindern. Durch eine sehr professionelle Inszenierung gelingt es jedoch, den Eindruck zu erwecken, dass allein Kinder und Eltern die Initiatoren der vielfältigen Zahnregulierungen seien. Begeben Sie sich an einen

Ort, an dem es keine Werbung, keinen Fernseher, kein Internet und zudem keine Zahnärzte gibt, oder an dem alle schon mehr als genug Arbeit haben, dann werden Sie niemanden finden, der sich Gedanken darüber macht, ob die Zähne so oder so richtig und schön sind. Selbst die sogenannten Naturvölker mit ihren zum Teil seltsam anmutenden Zahnbeschleifungsriten haben aus der Erkenntnis der Zahnerhaltung mittels einfachster Techniken Schutzverfahren für den Zahnerhalt entwickelt. Wenn die westliche Theorie der Zahnregulierungen stimmen würde, dann müssten alle diese derart beschliffenen Zähne gravierende Zahn-Kiefer-Fehlstellungen zur Folge haben. Diese Beschleifungstechnik dient der Vermeidung von Karies im Zahnzwischenraum, der verbreitetsten Kariesform überhaupt.

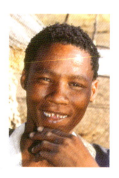
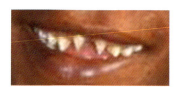

Volk der Dualla in Kamerun
Abdruck mit Erlaubnis der Fotografin: Miriam Grave

Diese Naturvölker haben erkannt, dass bei Menschen mit weitem Zahnstand, also ohne Kontakt der Nachbarzähne, keine Karies entsteht. Daher machten sie es zu einem Symbol in ihrer Kultur und vermieden so überflüssigen Zahnverlust durch Karies. Die Vorteile vorhandener Zähne muss ich hier nicht erläutern.
Erst die lächelnde Werbung und die damit verbundenen Zahnfotos machen Eltern zu gefügigen Wesen. Indem den Eltern (= die

Älteren) eingeredet wird, dass nur mit einem bestimmten Gebiss die Welt in Ordnung sei, lassen sie sich beeinflussen. Mithilfe von Angstprognosen bringt jeder Therapeut die Älteren in die gewünschte Richtung. Unsere Welt wird zunehmend von solchen Angst einflößenden Meinungsmachern gelenkt, indem ewige Gesundheit, Jugend und Schönheit suggeriert werden. Dabei wird vergessen, dass sich Gesundheit durch Krankheit und umgekehrt definiert. Jeder Begriff ergäbe für sich allein keinen Sinn und würde auch nicht verstanden werden. Ebenso verhält es sich mit dem Begriff der Jugend.

Bei der Schönheit ist es ganz anders. Schönheit ist ein Begriff, der frei definiert werden kann und daher vielfältigen Wandlungen unterliegt. Bei „Jugend – Alter" und „gesund – krank" geht das nicht. Normal und nicht normal ist schon wieder freie Definition. Momentan wird das, was die Mehrheit als normal ansieht, als normal bewertet. Ändern sich die Mehrheiten, ändert sich auch das Empfinden dafür, was als normal anzusehen ist.

Ein weiteres Beispiel liefern der Islam und die christlichen Religionen. Nicht immer waren sie Kontrahenten. Bis zu den Kreuzzügen der Christen war der Islam eine sehr friedliche Religion, so wie es auch im Koran geschrieben steht. Erst seit den Kreuzzügen hat sich, zum Leidwesen aller immer noch friedlichen Menschen, eine Radikalisierung auch in einigen Teilen islamischer Gemeinschaften eingebürgert. Wie lange solche Ängste in den Menschen nachwirken, und wie lange die Folgen davon zu spüren sind, ist beispielsweise in Nordirland zu erleben, wo es immer noch Menschen gibt, die ein Ereignis feiern, das vor etwa 400 Jahren stattfand, und sich damit selbst bewusst peinigen, indem sie keine Ruhe zulassen. Wenn ich mich selbst aufregen möchte, ist mir jeder Anlass dazu recht. Es muss mir nur bewusst sein, dass ich mich absichtlich in Aufregung versetze. Immer wieder führt dies zu einer großen Angst bei den nicht dazugehörenden Gruppen/ Menschen. Mit keinem rationalen Gedanken ist zu begründen, weshalb 400 Jahre alte Geschichten, deren wahre Begebenheit nicht einmal erwiesen ist, zu solch massiven Gewaltausschreitungen führen.

Nur das abhanden gekommene Glück, die versunkene LIEBE, erklärt, weshalb es zu keiner Vereinigung von männlicher und weiblicher Energie kommt. Es ist, als wenn sich die Spitzen der auseinandergeschobenen Dreiecke nicht berühren, und somit Körper und Geist keine Berührung mehr haben. Dieses Auseinanderklaffen stellt damit symbolisch den Tod dar.

Lassen Sie sich keine Angst machen!

    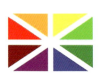

Zeichen der IRA   ETA /BATASUNA

Entwicklung

Mithilfe der Embryologie stelle ich Ihnen die Entstehung des Menschen vor. Dies wird keine wissenschaftliche Abhandlung, sondern ich versuche vielmehr, einen Zugang zu der faszinierenden Welt der menschlichen Entwicklung zu gewähren. Damit Sie verstehen, worum es geht.

Wie Ihnen bekannt ist, braucht es Ei- und Samenzelle, um neues Leben entstehen zu lassen. Nach der Befruchtung und der damit einhergehenden Zellteilung kommt es zur Bildung der verschiedenen Körperteile. Dabei ist es wichtig zu wissen, dass am Anfang, vom ersten bis zum 20. Tag, nur Zellen entstehen, die muskuläre, bindegewebige oder gefäßartige Strukturen bilden. Erst ab dem 21. Tag bilden sich die Zellen für das knöcherne System. Dies bedeutet, dass Knochen eine sekundäre, also eine nachgeordnete Funktion hat. Alles, was sich erst in Folge von anderen Strukturen bildet, hat eine Unterstützerfunktion und keine Vorgabenfunktion wie etwa die Muskulatur. So ist unser Skelett eine Struktur, die unseren Körper stützt, da wir ansonsten ohne „Statik" wären. Das Resultat wäre vergleichbar mit einer „Qualle, die am Sandstrand" liegt. Wir würden „wackeln wie ein Pudding". Es gibt inzwischen histologische (kleinste mikroskopische) Aufnahmen, die nachweisen, dass im Knochen die Struktur der Muskulatur festzustellen ist. Das heißt, dass Knochen aus Muskulatur, sekundär (in Nachfolge) aus Muskelgewebe heraus entsteht. Knochenbildung bedeutet demnach die Einlagerung von Hartsubstanzen und Entzug von Flüssigkeiten und elastischen Fasern. Damit Knochen und Muskulatur miteinander kommunizieren können, benötigt es

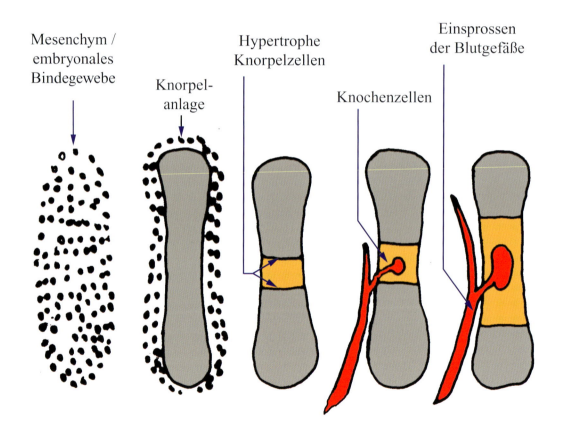

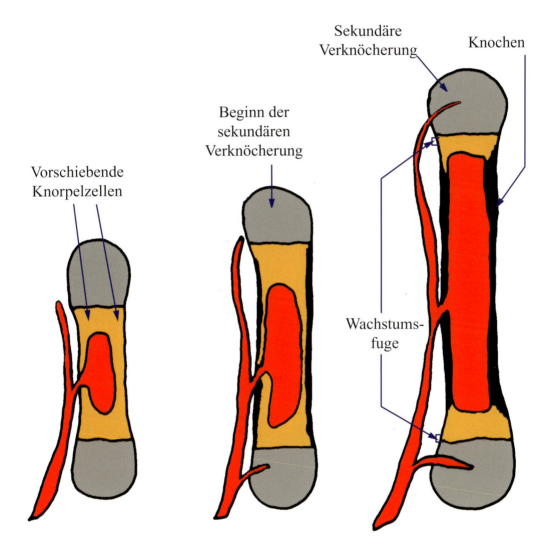

die Knochenhaut (Periost) als Vermittler. Diese Knochenhaut hat eine ganz eigene Struktur und ist weder dem Bindegewebe noch dem Knochen eindeutig zuzuordnen.

Jeder, der einmal einen Gipsverband getragen hat, kann bemerken, wie die Muskulatur durch das Nichtbewegen schrumpft, und dass die Knochenhaut bei beginnendem Aufbautraining anfängt zu schmerzen wie bei einem Muskelkater. Wird der Aufbau zu schnell vorangetrieben, beginnt die Knochenhaut wehzutun. Beispiel: Wer noch nie gejoggt hat und plötzlich lange Strecken sehr schnell läuft, kann erleben, dass die Unterschenkel sehr stark zu schmerzen beginnen und das Joggen erst mal unmöglich machen. Die Ursache liegt in der Überbeanspruchung der Muskulatur und damit der Knochenhaut, die sich durch die Überbelastung entzündet. Erst nach sechs Wochen ist eine Aufnahme des Joggens wieder möglich. Dies ist exakt die Zeit, die auch ein Knochenbruch braucht, um zu regenerieren, zu heilen.

Bei Zahnoperationen, dem Zahnziehen, können Sie erleben, wie aus Weichgewebe wieder Knochen wird. Beim Zahnziehen entsteht ein Loch, das vom Zahnarzt nicht verschlossen wird. Trotzdem ist nach etwa drei Monaten nichts mehr zu sehen. Das Loch hat sich mit Blut gefüllt und je nach Lage des Lochs hat sich entweder nur Knochen oder nur Zahnfleisch oder aber auch beides gebildet. Das heißt, dass unser Organismus in der Lage ist zu erkennen, was getan werden muss. Zur Knochenbildung werden die knochenbildenden Zellen (Osteoblasten) angeschwemmt. Grundlage für die knochenbildenden Zellen ist allerdings das Vorhandensein von Weichgewebe. Operationsgebiete, in denen kein Blut in die OP- Wunde einsickert, heilen nur in den Begrenzungsflächen ab. Die OP-Höhle selbst bleibt frei bzw. leer. Der Knochen ist damit an dieser Stelle beschädigt und gleicht einer Senke in einer Ebene oder einer unterirdischen Höhle.

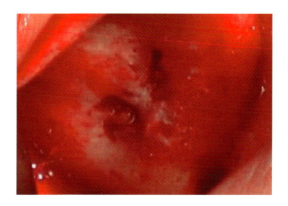

Es ist bekannt, dass Knochen, der nicht bewegt wird, schneller schrumpft, und dass deshalb ein gewisses Maß an Bewegung für die menschliche Gesunderhaltung wichtig ist. Osteoporose gehört unter anderem auch zu den Erkrankungen, die durch zu viel Ruhe oder durch „Sichhängenlassen" gefördert werden. Die Reduktion der Körpergröße im Alter ist nicht selten auch das Ergebnis von zu wenig Bewegung, da sich Knochen dort, wo er nicht belastet wird, reduziert und zurückbaut.

Dreier Regel

Nach diesen mir wichtigen Ausführungen zur Entstehung menschlichen Lebens möchte ich nun Ihre Aufmerksamkeit auf die menschliche Haltung lenken. Bei Betrachtung unseres aufrechten Gangs fällt zunächst auf, dass nur wir Menschen diese Form und Dauerhaftigkeit der Statik haben. Nur wir können in einer Geraden stehen. Diese aufrechte Haltung unterscheidet uns von allen anderen Lebewesen. Affen haben längere Arme oder Schwänze zum Ausgleich. Vögel stehen auf zwei Beinen, allerdings ist ihr Körper wie ein umgekehrtes Z geformt, das heißt, dass sie zur Balance einen Winkel aus Beinen und Rumpf bilden müssen.

Neben unserem Gehirn unterscheidet uns vor allem unser aufrechter Gang von der Tierwelt. Dies bedeutet, dass wir Menschen über ein besonderes System des Gleichgewichts verfügen müssen. Es ist unser Gleichgewichtsorgan. Damit wir aufrecht stehen können, sind spezielle Voraussetzungen nötig, die uns diesen aufrechten Gang erlauben.

Unsere Beine und unser Gleichgewichtsorgan bilden diese Vorausetzungen. Wir stehen also auf „drei Säulen". Dies können Sie an den Folgen erkennen, die auftreten, wenn eine der Säulen ausfällt. Beispiel Alkohol: Wie jeder weiß, können sich stark alkoholisierte Menschen nicht mehr auf den Beinen halten, sie kippen um. Wenn einem Menschen ein Bein fehlt, dann kann dieser Mensch nur mit einer Gehhilfe (z.B. Krücke) stehen und gehen. Das bedeutet also, dass wir Menschen auf „drei Säulen" stehen: auf den beiden Beinen und mithilfe des Gleichgewichtsorgans. Fehlt auch nur eine, können wir nicht mehr „STEHEN".

Die „Drei-Säulen–Regel" gilt zudem für die gesamte Natur. Sie ist die Grundlage für das Verständnis der Therapie bei Erkrankungen und insbesondere der Zahn-Kiefer-Fehlstellungen. Das gesamte Leben wird von der Dreier-Regel geprägt.

Beispiele:

- Das Licht hat drei Grundfarben: rot, blau und gelb.
- Eine FAMILIE besteht aus zwei Erwachsenen und einem Kind (davor ist es ein Paar).
- Der Staat ist auf drei Säulen aufgebaut: Legislative, Judikative, Exekutive.
- Das Sprichwort sagt: „Aller guten Dinge sind drei".
- In der französischen Sprache heißt es: legalité, egalité, fraternité.
- Ein Stuhl oder Tisch muss drei Beine haben, damit er stehen kann.
- Das berühmte Rätsel der Sphinx lautet: Morgens geht es auf vier, mittags auf zwei und abends auf drei Beinen - Was ist es? Der Mensch.
- Die Entwicklung des Menschen wird in drei Keimblätter unterschieden. (Ekto-, Meso-, Endoderm). Man spricht von der „Dreikeimblatt-Theorie".
- Der Mensch wird beschrieben als die Einheit aus KÖRPER GEIST und SEELE.
- Gute Beziehungen basieren auf drei einfachen Worten: Ja, Bitte und Danke.

Wie Sie sehen, wird unser ganzes Leben von mindestens drei „Dingen" beeinflusst.

Daher ist es wichtig zu wissen, dass wir Menschen auch aufgrund dreier Einflüsse entstehen. Die laienhafte Vorstellung von der menschlichen Fortpflanzung geht davon aus, dass eine Verschmelzung von Eizelle und Samenzelle – unter normalen Umständen – neues Leben ergibt. Nun ist Ihnen jedoch sicherlich bekannt, und viele unter den Leserinnen und Lesern machen diese leidvolle Erfahrung, dass diese Verbindung nicht immer glücken will. Einige dieser Paare, die einen Kinderwunsch haben, können dank neuester medizinischer Entwicklungen ärztliche Hilfe in Anspruch nehmen. Das bedeutet, dass eine dritte „Energie" hinzugezogen werden muss, um die Verschmelzung von Ei- und Samenzelle zu bewerkstelligen. Es sind also drei Menschen in einem solchen Fall an der Entstehung neuen Lebens beteiligt.

In Fällen, in denen Menschen neue Dinge tun können, wird im Allgemeinen von einer Erfindung gesprochen.

Meiner Meinung nach verhält es sich aber so, dass wir Menschen gar keine Erfindungen machen. Wir machen „Findungen". Wir finden Analogien und können diese für uns nutzbar machen.

In der Wissenschaft spricht man von Biomimetik (Mimetik = Imitation von „biologischen" oder „in der Natur vorkommenden" Vorgängen).

Wenn wir Menschen also in der Lage sind, menschliches Leben im Reagenzglas entstehen zu lassen, dann muss es in der Natur ein Vorbild dafür geben. Sonst hätten wir diese Möglichkeit nicht „gefunden". Also muss bei der natürlichen Befruchtung auch eine dritte Energie anwesend sein, die es ermöglicht, dass neues Leben entsteht. Diese „universelle Energie" wird überall auf der Welt entweder als göttlich, Om, Chi oder Karma bezeichnet. Jede menschliche Kultur dieser Erde hat einen eigenen Namen dafür. Gemeint ist überall dasselbe.

Diese nicht beschreibbare und doch vorhandene Energie, die dieses Leben ermöglicht, besteht aus drei Energiequellen. Jeder Mensch ist „einzigartig" und doch den anderen ähnlich. Deshalb gibt es auch keinen Fingerabdruck zweimal.

Ähnlichkeiten ergeben sich aus der regionalen Herkunft, den Eltern, den Faktoren des persönlichen, sozialen Umfelds, aus den genetischen Faktoren und der universellen Energie, die auf der ganzen Welt einmalig und einzigartig ist. Die menschliche Stimme und deren Klangfarbe/ Dialekt werden vom sozialen Umfeld geformt. Adoptivkinder sprechen die Sprache der Adoptiveltern und können die Sprache der leiblichen Eltern nicht schneller erlernen. Deutlich wird dies zum Beispiel bei Kindern aus Afrika oder Asien, die von Erwachsenen aus Europa oder den USA adoptiert wurden.

Die Hautfarbe wird durch die drei Faktoren Vater, Mutter und die universelle Energie bestimmt. Die individuelle Hautfarbe ist selbst bei gleicher Konstellation der Haut von Vater und Mutter nicht identisch. Selbst bei gleicher Hautfarbe der „leiblichen" Eltern unterscheidet sich die der Kinder untereinander, obwohl von genetischer Seite her die gleichen Bedingungen herrschen.

Meine eigenen zwei Söhne sind unterschiedlicher Hautfarbe und haben nur jeweils eine Anlehnung an uns Eltern. Das heißt, dass in dieser kleinen Vierergruppe schon vier verschiedene helle Hautfarben vorhanden sind. Betrachten Sie doch mal unter diesem Aspekt Ihre „Gruppe, Familie, Versammlung".

Wie wichtig die Kenntnis unserer menschlichen Lebensform ist, können Sie anhand bestimmter Erkrankungen erkennen. Falsche Stellungen/Anzahl von Chromosomen (z.B. Trisomie 21 = Down-Syndrom) haben zur Folge, dass auf der ganzen Welt alle davon betroffenen Menschen die gleichen Symptome aufweisen. Daraus wird ersichtlich, dass jedwede Form von Rassentheorie falsch ist. Wenn wir aufgrund unserer Rasse unterschiedlich wären, müssten auch unterschiedliche Symptome bei gleicher Chromosomenveränderung auftreten.

Zusammenfassend weise ich nochmals darauf hin, dass alles, was aus einer Zahnstellung zu ersehen ist, immer auch ein Abbild der jeweiligen Kultur, der Sprache und der Muskelfunktion ist. Diese wird durch viele Faktoren beeinflusst, und in der Therapie geht es darum, sich dessen bewusst zu werden und die Ursachen anzuerkennen. Therapie braucht Diagnose ohne Wertung, keine Frage nach der Schuld. Es gibt keine „Schuld". Wir Menschen können uns so vielen Situationen anpassen.

Sehen Sie die Chance, sich positiv zu verändern!

Grundmuster

Die Zahn-Kiefer-Stellungen lassen sich in vier Grundmuster einteilen. Die vorgenannten Faktoren bedingen sogenannte Grundformen der Zahnstellung. Die Individualität zeigt sich hier so vielfältig wie bei den Fingerabdrücken, und doch lässt sie sich im Wesentlichen in vier Typen einteilen.

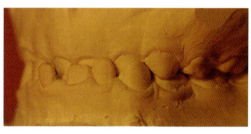

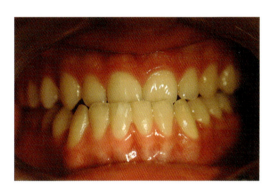

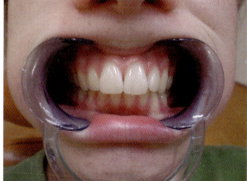

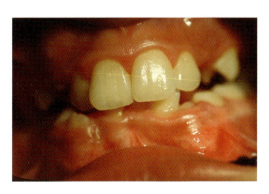

Drei Säulen für eine erfolgreiche Zahnregulierung

Für das Körperliche -
die zahnärztliche Therapie

Für das Geistige -
die Heileurythmie

Für das Seelische -
die primäre motorische Organisation Pri.m.O.®

Spiegelbild

Ich möchte Ihnen nun verschiedene Formen der Kiefer-Zahn-Stellungen vorstellen.

Im landläufigen Sprachgebrauch werden im Zusammenhang mit der Persönlichkeitsentwicklung die „Grundformen der Angst" (F. Riemann, 1961) genannt. So richtig dies ist, möchte ich in meinen Ausführungen vielmehr darstellen, dass Angst ein Ausdruck von nicht gelebter Liebe und Glück ist. Streng wissenschaftlich gesprochen wird dies als Paradigmenwechsel (griech.: Paradigma = Vorbild) bezeichnet.

Ich meine damit, dass „neues Denken" dem „Austauschen" von „Füllstoffen" gleichkommt.

Wie entscheidend die Muskulatur die Form eines Lebewesens beeinflusst, können Sie bei Fischen gut erkennen. Ich möchte Ihnen dies am Beispiel von Forellen erklären. Die Kopfform einer Forelle lässt darauf schließen, ob diese in einem fließenden oder stehenden Gewässer gelebt hat. Denn in vorwiegend stehendem Gewässer bekommen die Forellen einen stumpfen rundlicheren, in fließendem Gewässer einen spitzeren, stromlinienförmigeren Ausdruck.

> „Es gibt verschiedene wissenschaftliche Untersuchungen zur Körperform von Fischen in Abhängigkeit zur (Haltungs-) Umwelt. Zum Beispiel hat KIM (1984) im Rahmen einer Dissertation an der Universität Göttingen nachgewie-

sen, dass Regenbogenforellen gleicher genetischer Herkunft in Silos (dichter Bestand, weniger Schwimmraum) insgesamt korpulenter sind als Vergleichsgruppen aus Teichen. Es ist außerdem bekannt, dass zum Beispiel die Strömung einen Einfluss auf die Korpulenz und auch auf die Kopfausbildung hat. Generell sind Fische aus fließendem Wasser eher länglicher (spitz) als solche aus geringer Strömung." Zitat: Dr. H. Wedekind – Leiter des Instituts für Fischerei, Bayerische Landesanstalt für Landwirtschaft

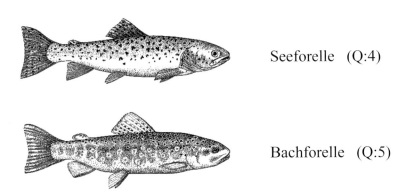

Seeforelle (Q:4)

Bachforelle (Q:5)

Daran können Sie erkennen, dass die Funktionsweise der Muskulatur die formgebende Ursache der gesamten Kopf-Kiefer-Zahn-Relation ist und diese sich der Umgebung anpasst. Unsere Statur ist also das Resultat der Funktionsanpassung an die Umwelt – auch unserer Ernährung. Unterschiedliche Lebensräume und unterschiedliche Nahrungsmittel bedingen auch andere Formen. Je weicher die Nahrung ist, desto weniger Kraft wird bei der Zerkleinerung aufgewendet, desto geringer fällt die Entwicklung der muskulären Zahn-Kiefer-Umgebung aus und desto geringer entwickeln sich Knochenstrukturen. Das wiederum bedeutet, dass die Ausdifferenzierung von Menschen keine Wertung untereinander erlaubt. Klar ist, dass die Menschheit diese verschiedenen Ausprägungen benötigt, da sie sich spezifisch aus den regionalen Bedürfnissen heraus entwickelt haben. Auch die Vermischung der unterschiedlichen Ist-Zustände ist gewollt, da sie der Weiterentwicklung dient und hat auch in der Vergangenheit durch die Völkerwanderungen immer schon stattgefunden. Das bisher meist isolierte Heranwachsen in den verschiedenen Bereichen der Welt ist heute überholt. Die durch unseren Verstand erreichte Zivilisation bietet die Möglichkeit, uns über alle Kontinente hinweg zu bewegen und auch zu vermischen. Aus unserer Haltung/Statur können wir unser „Ich" erkennen. Beeinflussbar wird diese Statur durch aktive Gestaltungsprozesse. Diese sind im Sinne der Homöopathie, Gleiches mit Gleichem zu heilen, anwendbar. Bei mechanischen Störungen werden mechanische Hilfsmittel eingesetzt. Bei funktionellen Störungen setzt man funktionelle Therapien wie die neurofunktionelle Reorganisation (z.B. nach Prischl „PriMo ®" etc.) ein. Bei Störungen der geistigen Anteile wird zum Beispiel die Heileurythmie, eine Therapie, die dem Tai Chi oder auch Qigong ähnlich ist, eingesetzt. Auch die Bowen-Technik, eine Art Akupressur (Akupunktur – die mit den Fingerkuppen drucksensibilisiert und damit Energiebahnen aktiviert), scheint Erfolge zu zeigen, wobei ich mit dieser Therapieform noch kaum Erfahrungen gemacht habe und deshalb vorsichtig mit Empfehlungen bin. Die besten Erfolge erlebte ich bisher immer mit der Kombination von sanfter zahnmedizinischer Mechanik plus neurofunktioneller Reorganisation nach Prischl plus Heileurythmie. Ich möchte hier ausdrücklich betonen, dass mir jede Therapie recht ist, solange sie dem Patienten hilft, das gewünschte Ziel zu erreichen. Mit allen anderen, nicht erwähnten Therapieangeboten habe ich keine vergleichbar guten Ergebnisse erleben dürfen. Damit behaupte ich nicht, dass Kieferregulationen nur mit der von mir vorgeschlagenen Therapiekombination durchführbar sind.

Wie schon an anderer Stelle erwähnt, ist, abgesehen von genetischen Veränderungen oder krankheitsbedingten Ursachen, ein Fehler in der Koordination der Muskulatur, die Ursache für Zahn-Kiefer- Fehlstellungen.

Die Natur macht keinen Unsinn. Außerdem gibt es Menschen, die einen harmonischen Zahnbogen aufweisen und eine optimale Verzahnung mit den besten Bewegungsrichtungen haben. Wie

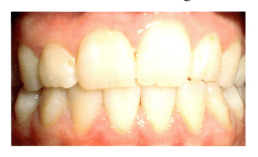

kann es also sein, dass es auch „Verzahnungen", wie im seitlichen Bild zu sehen, gibt? Für mich zählt nicht, dass es „so oder so" sein „muss", wie es per Definition eines Gremiums festgelegt wird oder die Medien suggerieren. Ich kann viele Zahnstellungen für gut heißen. Klar ist, dass es gesundheitlich und reinigungstechnisch gesehen günstige und weniger günstige Stellungen gibt. Eine gleichmäßige Zahnstellung ohne große Nischen ist die beste Form, da sie die optimale Reinigung und Zerkleinerung von Speisen ermöglicht.

Zu oft habe ich gesehen, wie schwierig die Reinigung von Nischen ist und wie falsche Putztechnik zu Karies führt oder Parodontitis hervorruft. Trotzdem erhebe ich nicht den Anspruch auf allgemeine Gültigkeit. Für mich ist immer der ganze Mensch wichtig und nicht nur die Stellung der Zähne. Der Zahnstellung eine Wichtigkeit einzuräumen, ist berechtigt. Jedoch kann ich das

Ziehen von gesunden, bleibenden Zähnen nicht nachvollziehen, geschweige denn rechtfertigen.

Sind es doch oft die Kieferorthopäden, die den Patienten die Zahnentfernung der Zähne 14, 24, 34, 44 empfehlen. Das sind die ersten bleibenden kleinen Backenzähne (4er), welche, von der Gesichtsmitte aus gerechnet, direkt nach den Eckzähnen kommen. Die Entfernung wird angeraten, da es aus schulmedizinischer Sicht zu wenig Platz für drei Zähne (3er, 4er und 5er) im Kiefer gibt. Grund hierfür ist, dass die 4er-Zähne in der Durchbruchsreihenfolge an die Schneidezähne anschließen und somit als Erste sichtbar werden.

Ich bekenne, dass ich in meiner Zeit als nicht kieferorthopädisch tätiger Zahnarzt auf Überweisung von Kieferorthopäden hin bei einigen Jugendlichen diese 4er gezogen habe, weil ich nicht genügend nachgedacht hatte. Das bereue ich heute noch und auch, dass ich mich diesen Wünschen der überweisenden Ärzte nicht entzogen habe.

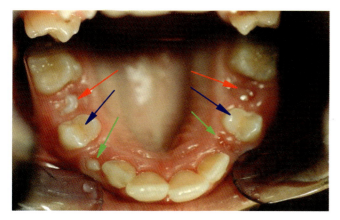

Durchbruch 4er5er3er

Dies ist ein Trugschluss. Die Zähne werden zu einem Zeitpunkt in ihrer Breite festgelegt, in der noch gar nicht genügend Platz im Bogenmaß des Kiefers vorhanden sein kann. Das bedeutet, dass die Natur sehr genau weiß, welches Bogenmaß für den erwachsenen Kiefer bereitgestellt werden muss. Schließlich hat das Wachstum eine Öffnung des Gesichtsschädels zur Folge und damit eine Weitung und Volumenzunahme der Kieferbogen. Zudem kommt noch die Entwicklung der Kieferhöhlen, die bei der Geburt und lange danach so klein sind, dass sie keine Bedeutung haben. Deshalb bekommen Kinder, je nach Entwicklungsgeschwindigkeit, bis zum neunten Lebensjahr keine Kieferhöhlenentzündung, da diese nicht wirklich vorhanden sind und sich daher auch nicht entzünden können. Die Formung der Wangenknochen, die einen Teil der Kieferhöhle bilden, schließt erst mit dem 18. bis 21. Lebensjahr ab. Erst dann ist auch die Kieferhöhle fertig ausgebildet. Wie Sie daraus ersehen können, bewegt und formt sich der Knochen während der gesamten Entwicklungsphase. Doch damit ist nicht Schluss. Knochen regeneriert sich im Schnitt alle sieben Jahre und ermöglicht so eine fortwährende Veränderbarkeit. Dies erklärt auch, warum eine kieferorthopädische Therapie immer möglich ist. Aufgrund der veränderten biologischen Prozesse mit zunehmendem Alter kommt der Faktor Zeit für die Therapiedauer hinzu. Was sich in jungen Jahren in drei Monaten verändern lässt, braucht bei Älteren ein Vielfaches an Zeit.

Zahnwechsel

Die Bezeichnung der Zähne erfolgt von der Gesichtsmitte aus und wird in Richtung Kiefergelenk abgezählt. Zugleich wird das Gebiss in vier Quadranten eingeteilt und dann aus Sicht des Behandlers im Uhrzeigersinn nummeriert. Rechts oben ist der erste, links oben der zweite, links unten der dritte und rechts unten der vierte Quadrant. Von der Gesichtsmitte ausgehend wird in Richtung Kiefergelenk mit eins beginnend gezählt.

Die Reihenfolge des Durchbruchs der bleibenden Zähne:

        Oberkiefer: 6 1 2 4 <u>5</u> <u>3</u> 7 8
        Unterkiefer: 6 1 2 4 <u>3</u> <u>5</u> 7 8

		Oberkiefer			Bezeichnungen:
18 17 16 <u>15</u> 14 <u>13</u> 12 11			21 22 <u>23</u> 24 <u>25</u> 26 27 28		Rechts ist beim Patienten links
48 47 46 <u>45</u> 44 <u>43</u> 42 41			31 32 <u>33</u> 34 <u>35</u> 36 37 38		Links ist beim Patienten rechts
rechts		Unterkiefer		links	

Wie Sie erkennen können, werden die Quadranten aus der Sicht des Patienten gezählt, womit es für den Behandler seitenverkehrt zu betrachten ist.

Diese internationale Kennzeichnung schafft eine eindeutige Verständigungsgrundlage und jeder Zahnarzt versteht diese.

18 17 16 <u>15</u> 14 <u>13</u> 12 11	21 22 <u>23</u> 24 <u>25</u> 26 27 28	bleibende Zähne
<u>55</u> 54 <u>53</u> 52 51	61 62 <u>63</u> 64 <u>65</u>	Milchzähne
85 84 <u>83</u> 82 81	71 72 <u>73</u> 74 <u>75</u>	Milchzähne
48 47 46 <u>45</u> 44 <u>43</u> 42 41	31 32 <u>33</u> 34 <u>35</u> 36 37 38	bleibende Zähne
rechts	links	

Wegen dieser Reihung der Zähne kommt es oft zum Erscheinungsbild des „scheinbaren Platzmangels". Dies heißt, dass sich die Zähne 3 bis 5 jeweils in eine Region einstellen müssen, die zuvor von den Milchzähnen 3 bis 5 eingenommen wurden. Die Milchzähne haben die Nummern der Quadranten beginnend mit 5_, 6_ 7_ und 8_. Nun verhält es sich beim Durchbruch so, dass die Gesamtbreite der Milchzähne 3 bis 5 identisch ist mit der Gesamtbreite der bleibenden Zähne 3 bis 5.

Aufsicht Geburt

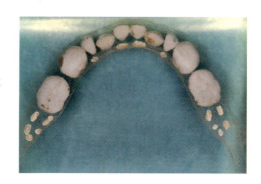

seitlich Alter ca. 3 Jahre

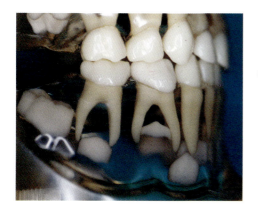

seitlich Alter ca. 6 Jahre

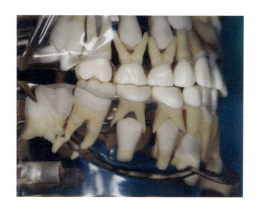

Anhand der schematischen Zeichnung erkennen Sie den gravierenden Unterschied zwischen den Zähnen. Die Breite der bleibenden 5er und der Milchzahn-5er ist unterschiedlich. Andererseits ist der Größenunterschied bei den 3ern in der anderen Richtung erkennbar. Nur die 4er sind in beiden Fällen etwa gleich breit. Während bei den Milchzähnen die Breite sehr unterschiedlich ist und von ganz schmal = 3er bis ganz breit = 5er reicht, sind die bleibenden Zähne annähernd gleich breit. Aus diesem Umstand ergibt sich der „scheinbare Platzmangel". Scheinbar deshalb, weil lediglich durch das Wachstum und die nicht gleichzeitig ausfallenden Milchzähne vorübergehend Platzmangel herrschen kann, der sich am Ende des Wechsels in Wohlgefallen auflöst. Nur Kräfte von außen, wie schon eingangs an der Muskulatur erläutert, oder nicht oder nicht rechtzeitig behandelte Karies, können zu einer Verminderung der Gesamtbreite führen. Normale gesunde Zähne und Muskulatur kennen dieses Problem nicht.

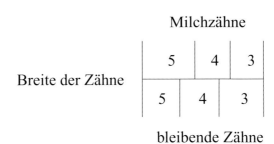

Deshalb ist es auch so wichtig, die Karies bei Milchzähnen rechtzeitig zu behandeln. Nur so kann eine Verminderung der Gesamtbreite verhindert werden. Sollte jedoch ein Zahn so stark beschädigt sein, dass ein Erhalt nicht mehr möglich ist, dann ist es allemal viel besser, den Zahn zu entfernen und stattdessen einen Platzhalter einzugliedern. Dies ist aufgrund der Ausführungen zur Gesamtbreite der Zähne 3 bis 5 enorm wichtig. Ein Platzhalter hat die Aufgabe die dreidimensionale Entwicklung der oralen, anatomischen Strukturen zu unterstützen und nicht zu behindern. Daraus folgt, dass Platzhalter nur an einer Seite befestigt werden dürfen. Nur so behindern sie das Wachstum nicht. Jede Abstützung auf mehr als einer Seite hat zur Folge, dass eine der vielen 3D-Bewegungsrichtungen behindert wird. Das Bild zeigt Ihnen solch einen individuell angefertigten Platzhalter. Diese Platzhalter können bisher nur aus Metall hergestellt werden, da es kein anderes Material gibt, das über dieselben Eigenschaften verfügt. Da ich immer die metallfreien Lösungen vorschlage und vertrete, muss ich hier eine wichtige Ausnahme machen. da auch ich in diesem Fall nicht ohne Metall auskomme.

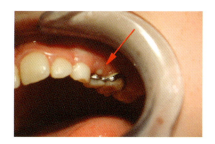
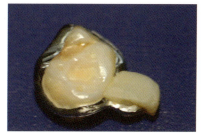

Im Übrigen sollte immer dann ein Platzhalter in der Therapie eingesetzt werden, wenn ein Milchzahn zu früh herauskommt. Lediglich für die Oberkieferfrontzähne des Milchgebisses stimmt dies nicht. Wie immer gibt es Ausnahmen. Sollte ein Oberkieferschneidezahn des Milchgebisses zu früh ausfallen, weshalb auch immer, dann ist in diesen Fällen ein Platzhalter nur aus ästhetischen Gründen notwendig. Der Grund hierfür liegt in der Entwicklungsgeschichte des Menschen.

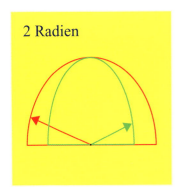

Die Oberkieferzähne 2–1–1–2, also die vier Oberkieferschneidezähne, kommen entwicklungsgeschichtlich von der Nase. Das bedeutet, dass es eine natürlich Sperre zwischen den seitlichen Schneidezähnen (2er) und den Eckzähnen (3er) gibt, die dazu führt, dass die 3er nicht in das Gebiet der 2er vorstoßen. Die 3er schieben sich nur seitlich an den 2ern vorbei, wenn die 4er zu stark auf die 3er drücken. Dies kann nur bei zu starkem wangenseitigem Druck geschehen, wodurch der Zahnbogen verkleinert wird (der Radius nimmt ab).

Damit Sie eine Vorstellung davon bekommen, was ich sagen will, sei Ihnen dies anhand der nachfolgenden Bilder dargestellt. Normalerweise kann niemand diese Verwachsung sehen. Nur bei Störungen infolge von Krankheiten oder Gendefekten können Sie die Auswirkungen davon erkennen. Es kommt in deren Folge zu den sogenannten Lippen-Kiefer-Gaumen-Spalten oder wie der Volksmund sagt zu „Wolfsrachen" oder „Hasenscharte".

Die geringste Form solch einer Veränderung ist das geteilte Zäpfchen am Gaumensegel oder die Doppelanlage oder Nichtanlage der 2er im Oberkiefer. Diese am häufigsten vorkommende Zahnanlagenveränderung hat in letzter Konsequenz immer mit einer Wachstumsstörung zu tun, die etwa in der sechsten Schwangerschaftswoche stattfindet.

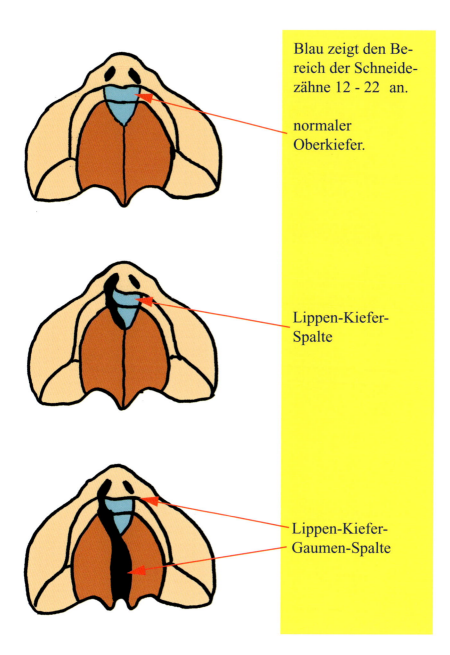

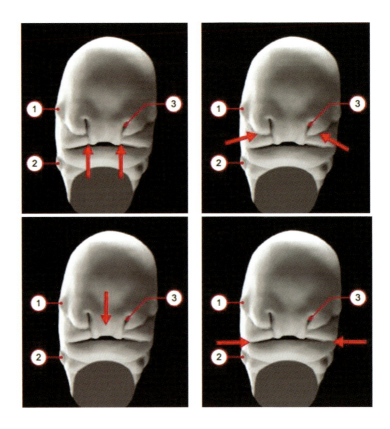

Zusammenwachsen der einzelnen Kopfteile
und die Kennzeichnung der möglichen
Spaltbildungen (rote Pfeile in Bild 1)

Anlagen von:
1 = Auge / 2 = Ohr / 3 = Nasenloch
(Q:6)

Anhand dieser Bilder, hier vor allem Bild 1, verstehen Sie, weshalb eine natürliche Barriere zwischen den oberen Schneidezähnen und den Eckzähnen eingebaut ist. Die Verwachsungsstelle, die zur Spaltbildung beitragen kann, wenn in der Entwicklung eine Störung eintritt, ist gleichzeitig eine natürliche Barriere gegen das Zusammenschieben von freien Arealen bei frühem Milchzahnverlust. Dies passiert häufig bei Unfällen im Kindesalter oder bei stark kariösen Zähnen durch zuckerhaltige Getränke in Nuckelflaschen (nursing bottle syndrom).

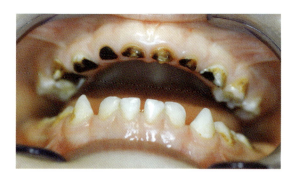

Meiner Erfahrung nach muss ich keinen Platzhalter für zu früh verlorene Zähne 2–1–1–2 anfertigen, jedoch sehr wohl für alle anderen, wegen der bereits vorgestellten Problematik.

Platzhalter können deshalb häufig Wunder wirken. Zur richtigen Zeit eingesetzt, können sie spätere Kieferregulierungen überflüssig machen oder stark erleichtern. Gegenüber den einfachen Platzhaltern, die aus einem Band mit aufgeschweißtem Abstandshalter bestehen, bevorzuge ich die gegossenen, da diese Platzhalter belastbarer sind und sich nicht so leicht verbiegen. Zudem können sie zur besseren Belastbarkeit auch mit Kunststoff ummantelt werden. Durch Platzhalter werden Lücken optisch geschlossen und das Gebiss wirkt ästhetischer. Die meisten Kinder können mit einer solchen Lösung wieder einwandfrei essen und nehmen weder Loch noch Halterung wahr.

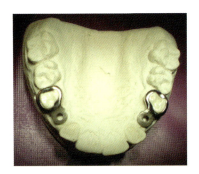

Platzhalter Oberkiefer Eckzähne

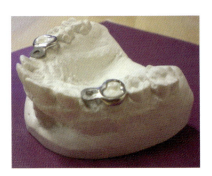

Gebiss-Stellungen

Das „Schmalgesicht"
mit dem transversalem Druck,
Wangendruck von beiden Seiten zur Zunge hin

Der verschobene Unterkiefer
progene ziehende Energie oder OK Behinderung

Der verschobene Oberkiefer
prognathe ziehende Energie oder UK Behinderung

Der offene Biss
die Rückenformende
starke Trennung in Geist und Körper,
die Seele zerreißt es

Das Gebiss mit Lücken zwischen den Zähnen
fehlende Begrenzung zur Außenwelt

Der Deckbiss/Tiefbiss
verkrampfte beisende Liebe,
Körper und Geist machen der Seele nicht Platz,
die einengende zu stark begrenzende Außenwelt

Das „Schmalgesicht"

mit dem transversalem Druck
Wangendruck von beiden Seiten zur Zunge hin

Zahnbogen werden zusammengedrückt (komprimiert)

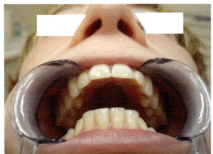

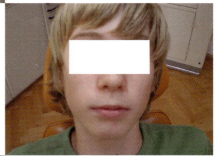

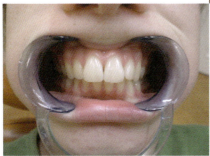

Hier sehen Sie einen Zahnengstand. Diese Form einer Zahnfehlstellung ist zurzeit in Europa und Nordamerika und in all den anderen sogenannten „zivilisierten Ländern" am häufigsten anzutreffen. Genau genommen werden fast ausschließlich diese Fehlstellungen therapiert. In irgendeiner Form ist der PLATZMANGEL die vorherrschende Fragestellung, mit der alle kieferorthopädisch tätigen Zahnärzte umgehen müssen.

Nach geltender schulmedizinischer Meinung ist dies ein nicht genau erklärbares Phänomen. Es gibt viele Denkansätze in den universitären Forschungsabteilungen. Meiner Meinung nach gibt es bisher jedoch keine schlüssige Antwort auf die Frage:

Weshalb sind die Zähne genetisch in einer Breite angelegt, die es nicht erlaubt, in allen Fällen mit dem Platzangebot des knöchernen Kiefers (dem Bogenmaß) auszukommen?

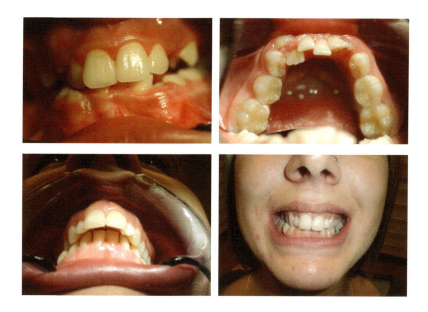

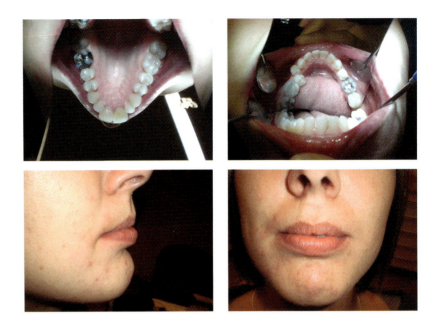

Wenn in der Entwicklung eines Kindes scheinbar nicht genug Platz für die Zähne im Zahnbogen sein soll, dann weise ich die Eltern darauf hin, dass eine Wachstumsprognose für die Zukunft nicht abgegeben werden kann. Des Weiteren ist es mir unmöglich, eine Aussage über die körperliche Statur und damit das Bogenmaß für die Kiefer nach Abschluss des Wachstums zu geben. Vermutungen können angestellt werden, nur sind sie in der Beratung ohne Bedeutung, da nicht nachprüfbar. Ich wundere mich allerdings, mit welcher Vehemenz manchen Patienten – und hier vor allem den Eltern – beigebracht wird, welch schlimme Folgen zu befürchten sind, wenn nicht sofort gehandelt wird. Dies klingt für mich stets wie eine „göttliche" Vorsehung/Prognose, an der ich mich nicht beteiligen möchte. Keine Statistik belegt und/oder rechtfertigt Angst einflößende/verunsichernde Erklärungen.

Außerdem erlebe ich häufig, dass Therapeuten versuchen, Eltern davon zu überzeugen, dass nichts mehr zu machen sei, wenn nicht sofort in der Jugend mit der Behandlung begonnen wird. Dieselben Therapeuten erklären dann allerdings auch den Erwachsenen, dass es möglich sei, ihrem Behandlungswunsch nachzukommen. Wie kann das sein? Diese Therapeuten müssen sich fragen lassen: Ist eine Behandlung tatsächlich nur im Kindesalter machbar, wie sie suggerieren, oder ist dies nur eine bewusste Beeinflussung der Eltern? Und wie lässt sich gleichzeitig die Möglichkeit einer therapeutischen Umsetzung bei Erwachsenen erklären?

Wie schon erläutert, sind die Platzprobleme zeitlich begrenzt, da der Kiefer langsamer wächst als die Zähne. Zudem unterscheidet sich das Wachstum von Kiefer und Zahn in der Hinsicht, dass Kieferknochen dreidimensional wächst, also in alle Richtungen. Zähne wachsen hingegen von einer Ebene aus in eine Richtung. Sie wachsen von der Zahnspitze zur Zahnwurzel hin. Es legt sich so eine Schicht an die andere an. Dies hat zur Folge, dass sich die Höhe des Kieferknochens auch durch die Wachstumskraft der Zähne ergibt. Im Lauf der Zahnbildung schiebt sich der Zahn in den Mundraum hinein, sodass die Zahnkrone zu sehen ist, während die Wurzel im Knochen steckt. Die Dehnung des Kieferknochens geht einher mit dem Ausschieben der Zähne aus dem Knochen in den Mundraum, da der Knochen der Basis (wurzelseitig) härter ist als der Knochen, der sich auf der Seite der Zahnkrone befindet. Nochmals zur Verdeutlichung: Zähne entstehen erst an der späteren Bissfläche, die Wurzeln bilden sich zum Schluss. Die Breite der Zähne ist deshalb bis zum dritten Lebensjahr festgelegt. Dies führt zu einer Überlappung der Zähne innerhalb des Kieferknochens.

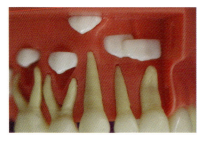
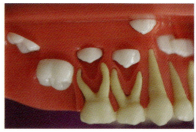

Die Persönlichkeit dieser Menschen besteht vor allem im Rückzug von der Umwelt. Sie signalisieren: Ich brauche doch nicht so viel Platz, und was ich nicht brauche, schenke ich den anderen. Gerade in unserer, an Regeln und Gesetzen überreichen, kaum mehr zu verstehenden Gesellschaft, finden Kinder ihren Platz nicht mehr. Sie müssen sich allem und jedem unterordnen, ohne selbst etwas oder sich ausprobieren zu dürfen. Ständig sollen sie die Erwachsenen achten und respektieren, sich anpassen und „Ruhe" bewahren. „Lärmen", „Spielen" und „Lachen" sind verboten. „Rasen betreten verboten!", „Straße betreten verboten". Wie sollen Kinder sich entwickeln, wenn sie ständig nur mit „das darfst du nicht" bedacht werden. In der Folge dieser Entwicklung verkümmert eine gute kindliche Anlage, die heißt: „PROBIEREN geht über STUDIEREN".

Wie soll ein Kind erwachsen werden? Was heißt erwachsen werden?

Der verschobene Unterkiefer
progene ziehende Energie oder OK Behinderung

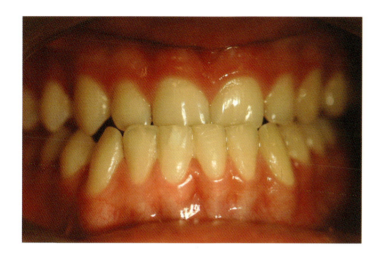

Der vorgeschobene Unterkiefer

Bei dieser Kieferstellung ist die Position des Unterkiefers auffallend. Zu dieser Ausdrucksform kommt es, wenn der Unterkiefer in seiner Gesamtheit mehr als üblich nach vorne geschoben wird. Drei Gründe gibt es für dieses Profil. Zum einen kann nur der Unterkiefer vorgeschoben sein, zum anderen kann der Oberkiefer zurückgezogen sein. Drittens kann auch beides vorliegen.

Ich beginne mit der einfachsten Form, der des vorgeschobenen Unterkiefers, bei dem alle anderen Anteile die Normalposition haben.

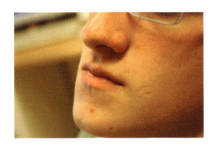

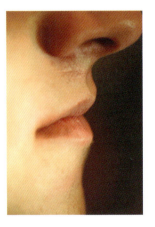
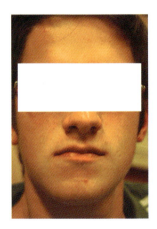

Diese Unterkieferlage entsteht aus der Kraft, welche die Muskulatur nach vorne zieht. Es handelt sich um die Fehlleitung der Unterzungenmuskulatur und der Verbindungsmuskulatur zum Kopfschädel. Daraus resultiert eine veränderte Lage des Kiefergelenks.

Die Zähne haben zwar genügend Platz im Zahnbogen, der Unterkiefer ist jedoch in seiner Gesamtheit durch die Muskeltätigkeit nach vorne verschoben.

Das Persönlichkeitsbild dieser Kiefer-Zahn-Stellung entspricht einer starken Dominanz des KÖRPERS. Die Kraft des Menschen fließt im Übermaß in die körperlichen Anteile, während SEELE und GEIST ins sogenannte Hintertreffen geraten sind. In der Therapie ist es am wichtigsten, dem körperlichen Anteil seine Grenzen zu zeigen, damit er mit den anderen harmonieren kann.

Der zurückgezogene Oberkiefer

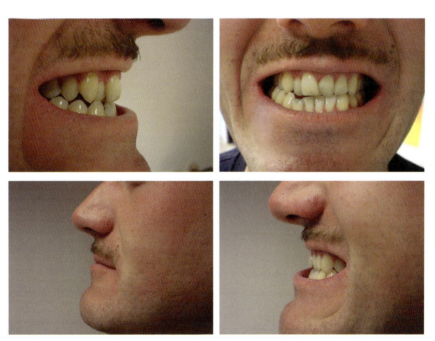
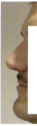

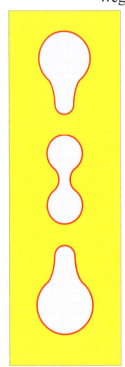

Bei dieser Form der Zahn-Kiefer-Stellung (siehe Bilder auf vorhergehender Seite) fällt der eingefallene Oberkiefer mit einem kurzen Nasen-Lippen-Steg und einer nasalen Aussprache auf. Aufgrund der anatomischen Gegebenheiten kommt es zu einer mehr oder weniger starken Verengung des hinteren Nasenraums. Wegen der geringeren Belüftungsmöglichkeit und der verminderten Beteiligung der Nasennebenhöhlen hören Fremde die veränderte Stimmlage. Beachten Sie in diesem Zusammenhang asiatische Völker, die in der Regel eine andere Kopfform haben. Gerade bei den asiatischen Völkern ist ein direkter Zusammenhang von Sprache und Kopf-/Gesichtsform zu bemerken. Bei meinen Aufenthalten zum Beispiel in Thailand, habe ich sehr viele rückverlagerte Oberkiefer bei normalen Unterkiefern festgestellt. Stets war im Oberkiefer zu wenig Platz, während der Unterkiefer einen normalen Bogen und eine normale Zahnstellung aufwies. Wie Ihnen vielleicht einmal aufgefallen ist, oder wenn Sie schon darüber gelesen haben, dann wissen Sie, dass die asiatischen Sprachen alle nasal klingen. Daraus resultieren auch die Schwierigkeiten bei der Erlernung der jeweils anderen kontinentalen Sprache. Die Muskulatur kann bei asiatischer Herkunft nur schwer die europäischen Spannungsverhältnisse im Mundraum aufbauen. Andererseits fällt es europäischen Menschen schwer, die verschiedenen asiatischen Tonlagen nachzuahmen.

Adoptivkinder, die als Kleinkind von Asien nach Europa kommen, haben seltenst einen vergleichbar zurückliegenden Oberkiefer, da durch das europäische Sprachentraining die Muskulatur zu einer Öffnung des hinteren Mundraums beiträgt. Diese Kinder tun sich beim Erlernen einer asiatischen Sprache ebenso schwer mit der Tonlagendifferenzierung wie Kinder europäischer Herkunft.

Kennzeichnend für die Kieferstellung ist der zurückgezogene GEIST bei normalem KÖRPER und normaler SEELE. Diese Form ist die am schwersten zu behandelnde Form, da der gesamte mittlere Bereich des Kopfes beteiligt ist. Hier häufen sich viele kleine Knochenlamellen und Muskelfasern, die auf kleinste Änderungen reagieren. Diese können im Lauf einer Therapie nicht gut überprüft werden, da sie sich größtenteils in schwer einsehbaren und tastbaren Arealen befinden. Zudem sind sehr viele sensorische Punkte darin eingebettet, die ihrerseits Reaktionen hervorrufen.

Wäre, wie im zweiten Fall, der Oberkiefer zurückverlagert, entstünde im Profil eine Eindellung im Bereich Oberlippe – Nase, ähnlich einem Boxergesicht. In diesem Fall ist die Bisslage ebenso wie im ersten. Die Ursache liegt allerdings in der zurückgezogenen Muskulatur des Oberkiefers.

Dritte Variante - von allem etwas

Diese Variante zeigt von allem etwas. In der Regel ist bei einer Kombination nichts Zusätzliches zu unternehmen. Die nachfolgenden Bilder veranschaulichen eindrucksvoll diese Situation. In diesem Fall ist in der linken Bildseite die Rückverlagerung des Oberkiefers zu sehen, während in der rechten ein normaler Zahnbogen zu finden ist. In der Gesamtheit ist allerdings die gleichzeitige Rückverlagerung mit einem leichten Vorschub des Unterkiefers zu erkennen.

Unterschiede der drei Varianten

Unterkiefer vorgeschoben, Oberkiefer mit Normalstand: Der körperliche Anteil steht übermäßig im Vordergrund und bedingt eine starke Bodenhaftung bei Normalausprägung von Geist und Seele. Die Aura ist stark birnenförmig nach unten verschoben.

Unterkiefer normal, Oberkiefer zurückgezogen: Die geistigen Anteile treten in den Hintergrund, während Seelisches und Körperliches nur scheinbar in den Vordergrund treten. Die Aura ist im Kopf-Schulter-Bereich eingeengt bei sonst harmonischer Energieverteilung.

Unterkiefer vorgeschoben, Oberkiefer zurückgezogen: Das Körperliche ist übermächtig gegenüber dem Geistigen. Das Seelische schafft es nur unzureichend, die beiden Anteile in einem ausgewogenen Verhältnis zu verbinden.

Der verschobene Oberkiefer
prognathe ziehende Energie oder UK Behinderung

Der vorgeschobene Oberkiefer

Bei diesem Profil handelt es sich um die Umkehrung des vorgeschobenen Unterkiefers. Alles, was beim zurückliegenden Oberkiefer der Introvertiertheit entspricht, dem Platzmachen der geistigen „anderen gedanklichen Einflüsse", ist hier das „Heraussprudeln" der geistigen Anteile des Menschen sichtbar.

Der GEIST schiebt sich in den Vordergrund und scheint KÖRPER und SEELE in den Hintergrund zu schieben. Er ist „vorwitzig" und versucht, wichtiger zu sein, als ihm in Wirklichkeit zusteht. Diese Menschen sind stark mit Ideenwelten/Fantasien beschäftigt, ohne sich jedoch im wirklichen Leben behaupten zu können. „Wissen" ist nur scheinbar wichtiger als die reale Welt. Auf der körperlichen Ebene stehen sie solide, doch die Geisteswelt versucht, dem KÖRPER immer wieder die Schau zu stehlen. Diese Menschen versuchen, mittels „spitzer Bemerkungen" andere Menschen mit ihrem Wissen zu beeindrucken. Es geht dabei weniger um wirkliches Wissen als vielmehr um das ewige Machtspiel unter Menschen und die Frage: Wer hat recht? Die Aufgabe von KÖRPER und SEELE ist es, dem GEIST eine Basis zu geben, auf der er sich ausruhen kann. Diese Menschen tun sich schwer, das Wissen/die geistige Welt anderer zu ertragen.

Um noch deutlicher herauszuarbeiten, worum es mir geht, erkläre ich diese Sicht nochmals von einer anderen Seite. Die entscheidendste Phase der Entwicklung jedes Menschen findet in der Kindheit statt. Dabei ist das erste Lebensjahr das wichtigste. Danach folgen das zweite und dritte Lebensjahr. Bis zum Eintritt in den Kindergarten sind alle entscheidenden Komponenten durch die Eltern, die Gesamtfamilie und das soziale Gefüge, in dem sich die Großfamilie befindet, angelegt und vorgeformt.

Wenn nun in einem solchen Umfeld das Wissen dominiert, dann hat es ein Kind schwer, sich dem zu entziehen und reagiert seinerseits mit einer geistigen Kapazität. Es fördert unbewusst den Anteil GEIST in sich. Durch diese einseitige Dominanz kommen die anderen zwar nicht zu kurz, die geistige Ebene wird allerdings überdeutlich. Zu sehen ist dann der vorgeschobene Oberkiefer mit vorstehenden Zähnen. Das optische Bild dieser Zahnstellung dazu wird laienhaft „Hasenzähne" genannt.

Das energetische Feld, die Aura, die sie umhüllt, ist mit dem einer Ausbuchtung an einem aufgeblasenen Luftballon zu vergleichen. Die Form stimmt mit Ausnahme einer Kleinigkeit. Es ist wie eine leichte Deformation. Ziel der Kieferregulierung ist es, die Straffung der Ausbuchtung zu erreichen und somit wieder einen runden harmonischen Ball zu bekommen.

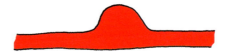

Es gibt in der Medizin einen weiteren Vergleich: das Aneurysma, das auch nichts anderes ist als die Ausbuchtung eines Blutgefäßes, hervorgerufen durch verloren gegangene Elastizität.

Ein weiteres Beispiel sei die Kaugummiblase vor dem Mund.

Der zurückgezogene Unterkiefer

Die Umkehrung zum vorgeschobenen Oberkiefer bildet der zurückgezogene Unterkiefer, der laienhaft „Vogelgesicht" oder auch „fliehendes" Kinn genannt wird. Die krankhafte Form heißt „Pierre-Robin-Syndrom" und hat eine Fehlentwicklung des Unterkieferknochens zur Ursache (Alveolarbogen).

Wie schon bei den vorherigen Fällen möchte ich nicht auf die krankhaften Formen eingehen, sondern auf die Fälle, in denen durch eine Fehlinformation der umgebenden Unterkiefermuskulatur scheinbar der Unterkiefer zurücksteht. In all diesen Fällen ist der KÖRPER gegenüber dem GEIST und der SEELE zurückgezogen. Das bedeutet, dass sich der körperliche Anteil unterlegen fühlt, obwohl GEIST und SEELE keinen Anlass dazu geben. Menschen mit dieser Zahnstellung finden zu wenig Halt und verziehen sich in eine Höhle, wenn Unbekanntes auf sie zukommt. Sie machen sich „nicht sichtbar" und somit vermeintlich nicht angreifbar, obwohl sie niemand „angreifen" möchte.

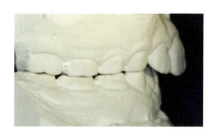 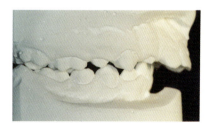

Sie schenken ihren Freiraum her und wundern sich, dass sie wenig Platz haben. Das wichtigste Ziel ist es, ihnen klarzumachen, dass uns Menschen ein Raum zusteht, den nur wir benutzen und besetzen können. Mein erklärendes Beispiel dazu ist stets die Armlänge, die wir haben. Der uns gehörende Raum auf dieser Welt ist nicht mehr und nicht weniger als die Breite der ausgestreckten Arme. Der Raum in dieser Ausdehnung, der sich wie ein Zylinder in den Himmel und die Erde erstreckt, ist jener, der uns gehört. Wir können nicht mehr erfassen und herschenken können wir diesen Raum auch nicht. Das bedeutet, dass jeder Versuch, weniger Raum in Anspruch zu nehmen, nicht gelingen kann, da uns durch unser SEIN dieser Raum zugeteilt ist. Wenn wir versuchen, einen Teil herzuschenken, was sinnbildlich durch das Heranziehen/Anklappen der Arme gemacht werden kann, nehmen wir nur scheinbar unseren Platz nicht in Anspruch. Wir benutzen ihn nur nicht und haben deshalb leeren Raum um uns herum. Damit die Muskulatur und infolgedessen auch die Zahn-Kiefer-Stellung harmonisch sein kann, müssen wir Menschen lernen, unseren Raum wahrzunehmen und diesen auszufüllen.

Energetisch entspricht dieses Bild einer Implosion einer Fernsehröhre (selbstverständlich in der Heftigkeit sehr stark reduziert) oder der Kaugummiblase, die in den Mundraum hineingesaugt wird.

Zurückgezogener Ober- und Unterkiefer

Diese äußerst seltene Form der Zahnstellung, die ich selbst noch nie gesehen habe, sei der Vollständigkeit halber erwähnt, ohne sie weiter auszuführen. Es handelt sich in der Regel um krankheitsbedingte Veränderungen.

Der offene Biss

> Die Rückenformende
> starke Trennung in Geist und Körper,
> die Seele zerreißt es

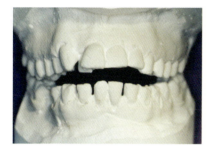 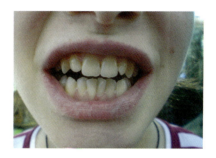

1. weiblich 48 Jahre alt   2. weiblich 18 Jahre alt

Wie Sie erkennen können, berühren sich die Schneidezähne des Oberkiefers und des Unterkiefers nicht. Des Weiteren sind die Seitenzähne bis jeweils zur Nummer 16, 26, 36, 46 ohne Kontakt. Diese Fälle sind sehr selten.

Das Problem dieser Zahnstellung ist die Nichtzerkleinerung der Nahrung. Zudem muss die Zunge die Lücke beim Schlucken verschließen, damit die Nahrung nicht den falschen Weg nimmt.

Im Fall zwei liegt eine tragische Familiensituation vor. Der leibliche Vater ist verstorben bei intakter Ehe. Die Mutter hat danach ein zweites Mal geheiratet und der Stiefvater ist dann auch verstorben.

Beide Todesfälle fanden genau zwischen dem zwölften und 18. Lebensjahr statt. Zuvor hatte diese junge Frau eine normale Bisslage.

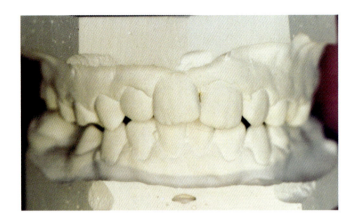

Die Situation von Fall zwei im Alter von 8 Jahren

Der offene Biss ist im Fall der oben gezeigten Situationen schwer zu behandeln. Aus schulmedizinischer Sicht gibt es keine Indikation dafür, die Kiefer mittels Operationstechniken in die gewünschte Bisslage zu bringen. Bei Berücksichtigung meiner Sichtweise ließen sich jedoch noch alle derartigen Stellungen ohne Operation in eine Normalbissstellung verändern.

Es ist in diesen Fällen notwendig, gerade die geistigen Umstände über einen längeren Zeitraum hinweg zu verändern. Mithilfe der Heileurythmie wird dies zuverlässig erreicht. Ich will damit andere Methoden nicht hintanstellen, sondern berichte lediglich darüber, dass die Heileurythmie diese gewünschten Veränderungen erreicht hat.

Das Gebiss mit Lücken zwischen den Zähnen

Fehlende Begrenzung zur Außenwelt

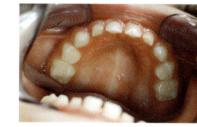

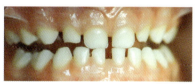

Im Grunde sind solche Zahnstellungen aus meiner Sicht nicht behandlungsnotwendig. Es besteht keinerlei Gefahr der Kontaktpunktkaries. Auch nicht im bleibenden Gebiss. Die Zahnbogen sind in meiner Praxis immer harmonisch gewesen. Lediglich die Kombination mit Tiefbiss/Deckbiss kam gelegentlich vor. Die Persönlichkeit hinter solchen Situationen ist die fehlende Begrenzung des eigenen Raums. Diesen Menschen fließt die Energie davon, und sie kennen ihre Grenzen nicht eindeutig. In der Auswirkung zeigen sie oft ein Verhalten, das sich folgendermaßen beschreiben lässt: Ich beobachte lange und geduldig.

Ängste werden nicht zum Ausdruck gebracht, sondern lange in sich hineingefressen. Diese Menschen neigen dazu, in völlig ungeeigneten Situationen zu explodieren. Sie richten dann oft mehr Schaden an, als sie wollen, und sind kaum zu bändigen. Als „Zeitzünder" oder kleine „Detonationen" werden sie beschrieben.

Die Kunst der Therapie besteht darin, dass diese Menschen lernen, die eigenen Grenzen zu erkennen und die Freiheit der anderen zu respektieren. Oder anders ausgedrückt, dass sie akzeptieren: Meine Freiheit endet dort, wo die Freiheit der anderen beginnt. Ich vergleiche es auch gerne mit einer Überschwemmung/einem Dammbruch, bei dem sich das Wasser einen größeren Raum sucht, als ihm zusteht. Die Anleitung zur Erkennung der eigenen Grenzen ist bei dieser Zahnstellung das wichtigste Element.

Im Übrigen ist bei Lückenstand im Milchgebiss stets abzuwarten, wie sich die bleibenden Zähne einreihen. In der Regel haben diese Kinder nach dem Zahnwechsel keine oder nur wenige Lücken, da die Breite der bleibenden Zähne insgesamt größer ist, und deshalb der Kieferknochen keine großen Veränderungen mehr benötigt. Wenn keine Lücken im bleibenden Gebiss mehr vorhanden sind, dann hat sich auch das Persönlichkeitsbild verändert. Dies erlebe ich in der Regel ohne irgendeine Therapie. Das Abwarten ist in den meisten Fällen die Kunst, die von den Eltern gefordert wird. Gleichzeitig muss der Therapeut mit ihren Ängsten achtsam umgehen. Allein die Tatsache, dass es den Eltern bewusst wird, was hinter diesem Zahnbild steht, bewirkt eine Veränderung und ermöglicht einen neuen Umgang damit.

Der Deckbiss / Tiefbiss

Verkrampfte, beißende Liebe,
Körper und Geist machen der Seele nicht Platz,
die einengende zu stark begrenzende Außenwelt

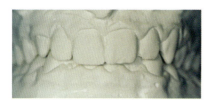

Frontalansicht

Innenansicht

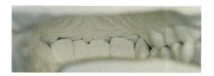

In allen Fällen, in denen die Oberkieferfrontzähne die Unterkieferfrontzähne weit überlappen, wird von einem Tiefbiss gesprochen. Wenn die Unterkieferfrontzähne nicht mehr zu sehen sind, dann spricht man von einem Deckbiss. In den obigen Bildern sehen Sie einen Tiefbiss, der fast ein Deckbiss ist. Nur weil noch etwas von den Unterkieferzähnen zu sehen ist, kann er als Tiefbiss bezeichnet werden.

Das Problem dieser Zahnstellung erkennen Sie im Bild der Innenansicht. Die Unterkieferzähne beißen in oder berühren die Schleimhaut des Gaumens. Durch den starken Druck, den Hebelkräften der oberen und unteren Zähne untereinander, kommt es zu Verschiebungen der Zähne. In der Regel werden die Unterkieferzähne im Zahnbogen so stark zusammengepresst, dass der Zahnbogen zu klein wirkt.

Die Ursache für diese Zahnstellung liegt in der zu großen Muskelkraft, welche die Kaumuskeln auf den Unterkiefer ausüben. Das heißt, dass die Zähne nicht ordentlich aus dem Kiefer herauswachsen können, da die Muskelkraft der Mundschließer größer ist als die Wachstumskraft der Seitenzähne. Die Seitenzähne können nicht weit genug in den Mundraum hineinragen, und in der Folge schieben sich die Schneidezähne aneinander vorbei, bis sie auf der Gegenseite Widerstand spüren. Stellen Sie sich das bitte wie eine Schere vor, die nicht weit genug geöffnet ist.

Hinter dieser Zahnstellung verbirgt sich eine große Angst, die diese Menschen zusammenbeißen lässt. Lieber sagen sie nichts, als dass sie sich mit anderen auf einen Streit einlassen. Dabei ist es nicht so, dass sie nicht streiten können. Sie weichen nur, solange es geht, aus. Bei dieser Zahnstellung ist es auch von großer Wichtigkeit, die übrigen Merkmale der Zahn-Kiefer-Stellungen zu berücksichtigen. In Abhängigkeit der Unterkieferstellung (normale oder zurückgezogene Stellung) und des Zahnbogens im Oberkiefer kommen weitere wichtige Eigenschaften hervor.

Dieses Zahnbild hat die umfangreichsten Varianten und Ausdrucksformen.

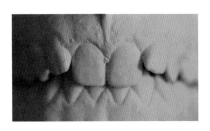

Es gibt den Tiefbiss bei normalen Zahnbögen als auch bei komprimierten. Eine häufige Variante ist, dass die großen Oberkieferschneidezähne 11 und 21 zur Zunge hin geklappt sind und die kleinen Oberkieferschneidezähne 12 und 22 zur Lippe hin rotieren. Diese Stellung hat auch zur Folge, dass die Eckzähne meist zu weit zur Gesichtsmitte hin gepresst werden und deshalb nicht den regulären Platz oberhalb der Wurzelspitze der Milcheckzähne einnehmen können. In der Folge rotieren die Zähne 12 und 22 zur Lippe hin, also von der Zunge weg. Das Persönlichkeitsbild, das dahinter steht, deutet auf eine Angst hin, die den Menschen sich in sich zurückziehen lässt, wobei er gleichzeitig, sein soziales Umfeld beobachtet. Sowie sich eine Gelegenheit bietet, peilt er das soziale Umfeld von der Seite her genau an, um es dann zu treffen.

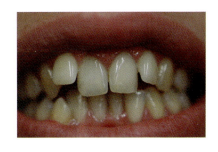

Die nachfolgenden Bilder zeigen die Situation der einführenden Zahnstellung nach einer sechsmonatigen Therapie mittels eines elastischen Aktivators Soulet-Besombes, der Heileurythmie und der neurofunktionellen Reorganisation.

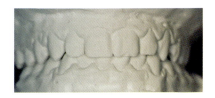

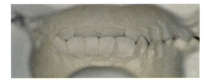

Gezogene Zähne

Obwohl die Bedeutung fehlender Zähne kein Thema des Buches ist, möchte ich dennoch hier kurz darauf eingehen. Denn wenn bleibende Zähne, und nur darum geht es, zum falschen Zeitpunkt gezogen werden, dann hat das weitreichende Auswirkungen auf das spätere Leben. Zu keinem Zeitpunkt innerhalb der Pubertät dürfen bleibende Zähne gezogen werden. Jeder Zahn hat seine Wichtigkeit an dem Platz, an dem er vorgesehen ist. Werden Zähne in der Pubertät gezogen, dann stellt dies einen großen Eingriff in den Prozess der Reifung dar.

Wie aus der Meridianlehre der Akupunktur bekannt ist, stehen die Zähne in einem Zusammenhang mit dem ganzen Körper.

Am Beispiel von oberen Eckzähnen möchte ich darstellen, wie weitreichend die absichtliche Entfernung von bleibenden Zähnen sein kann.

Ich kenne zwei Fälle, in denen die Eckzähne in der Pubertät gezogen wurden. In einem Fall führte dies dazu, dass eine wunderschöne Frau, die allen derzeit geltenden Ansprüchen und Vorstellungen entsprach, keinen Partner fand, da sie sich für nicht vermittelbar hielt. Sie war fast 38 Jahre alt und hatte noch nie einen Partner und auch keinen Sex gehabt. Sie wünschte sich nichts mehr als einen Mann und eine Familie. Nachdem ich sie auf die fehlende Kraft des „Sichdurchbeißens" hinwies und den Zusammenhang mit den fehlenden Eckzähnen herstellte, ergab sich in der Folge die gewünschte Partnerschaft und die Familie. Indem sie sich dessen bewusst wurde, konnte sie mit der Situation anders umgehen, und alles Gewünschte trat in ihr Leben.

Im anderen Fall führte die Entfernung eben der oberen Eckzähne zu einer so starken Übersteigerung des Selbstbewusstseins, dass diese Frau keine Wahrnehmung mehr für sich entwickeln konnte. Sie erkennt bis heute ihre Grenzen nicht und überspielt ihr Minderwertigkeitsgefühl durch Übertragung ihrer Unzulänglichkeiten auf ihre Umgebung. Dabei wird sie anfällig für selbst ernannte Heiler und Glücksbringer, die sie ohne Skrupel für ihre eigenen Belange einspannen und finanziell ausnutzen.

Anhand dieser beiden Beispiele möchte ich auf die Gefahren der unbedachten Entfernung von Zähnen bis zur Erreichung des Erwachsenenalters hinweisen. Es bleibt nicht folgenlos, dass nur aus ästhetischen Gründen reihenweise kleine Backenzähne gezogen werden. Die im Buch genannten 4er, die ersten kleinen Backenzähne, die neben den Eckzähnen stehen, sind die menschlichen Zähne überhaupt. Ohne hier näher darauf einzugehen, soll betont werden, dass nur wir Menschen diese vierten Zähne haben. Kein Säugetier besitzt unsere Anordnung der Zähne.

Zahnbildung

Die Form der Zahnwurzel entsteht wie die Flussmäander der Alpenquellgebiete. Das heißt, die Schlingen des Ursprungs werden durch die Schwer(e)kraft in eine gemeinsame Bahn gelenkt. Sie gehorchen dem Gesetz des geringsten Widerstandes, wodurch auch beim Wasser die Mäander entstehen. Und genauso ist es bei den Zähnen.

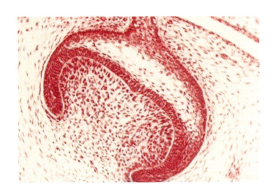

Zahnglocke (Q:1)

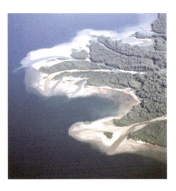

Delta (Q:3)

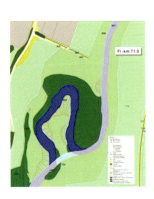

Mäander (Q:2)

Die Entstehung der Zahnwurzel könnte auch mit einem Flussdelta am Meer verglichen werden. Doch dieser Vergleich hinkt, da das Delta durch Ablagerungen entsteht. Die Wurzel entsteht nicht durch Ablagerung in Teilgebieten, sondern durch das Suchen (Mäandern) und Strukturieren im umliegenden Gewebe. Daraus erklären sich auch die zum Teil sehr unterschiedlichen Formen der Wurzeln. Nur im letzten Anteil eines Deltas ähneln sich Wurzelspitze und Delta. Die Nerven/Wurzeln weisen am Ende eine Verästelung auf, die durch das Wachstumsende gekennzeichnet wird, wobei in dieser Phase Ablagerung und Struktursuche ineinander übergehen.

Zahnregulierung
Die drei erfolgreichen sanften Therapien

**Für das Körperliche –
die zahnärztliche Therapie**

**Für das Geistige –
die Heileurythmie**

**Für das Seelische –
die primäre motorische Ordnung Pri.m.O.®**

Die zahnärztliche Therapie
Aktivator nach Soulet – Besombes

Die zahnärztliche Therapie besteht zum größten Teil in der Anwendung des Aktivators nach Soulet-Besombes. Dieses Gerät bestand ursprünglich aus Kautschuk, heute ist es aus Silikon. Die Wirkungsweise beruht hauptsächlich auf seiner Elastizität und der Kautätigkeit. Durch dieses flexible Material und dem mehrmaligen Kauen pro Tag wird die Muskulatur stimuliert und im Gehirn ein neues Bewegungsmuster programmiert. Es kommt zu einer Straffung und harmonischeren Kraftverteilung

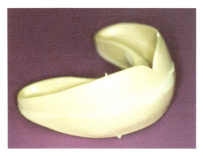

der Mundmuskulatur sowie der gesamten Muskulatur des Körpers. Die Kauübungen werden mindestens 3 x 20 Minuten pro Tag durchgeführt. Beim Schlafen sollte der Aktivator im Mund sein.

In Kombination mit den beiden zusätzlichen Therapien – Pri.m.O.® und Heileurythmie – findet eine dauerhafte Veränderung der Zahn-Kiefer- Stellung statt.

Aktive Dehnplatte

Die aktive Dehnplatte kommt dann zum Einsatz, wenn aufgrund von zu frühem Milchzahnverlust die Lücken für die bleibenden Zähne viel zu eng geworden sind. Mit diesen Geräten können diese Lücken geöffnet werden, sodass die bleibenden Zähne an ihrem vorgesehenen Ort durchbrechen können. Der Vorteil liegt in der verkürzten aktiven Therapiedauer. Nachteil ist der große Platzverlust im Mundraum durch die großflächige Verwendung von Kunststoff zur Fixierung der aktiven Elemente wie Klammern und Dehn- oder Zugschrauben.

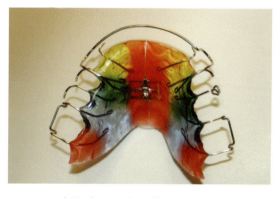

Durch die Starre des Materials und der gezielten Öffnung von Teilbereichen, kommt es zu Behinderungen der übrigen Mundbereiche. Die Rechtfertigung für diese Geräte liegt in der gezielten Platzschaffung. Es unterliegt dem Prinzip der Homöopathie:

„Gleiches mit Gleichem" – mechanische Ursache (zu früher Verlust des Milchzahnes) mit mechanischer Therapie ausgleichen (gezielte Wiedergewinnung des verlorenen Platzes).

Dehnplatten sind Einzelanfertigungen und bedürfen einer häufigen Kontrolle durch den Zahnarzt. Dehnplatten kommen in der Regel nur bei Kindern zum Einsatz.

Crozat –Schiene

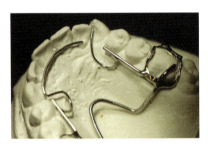
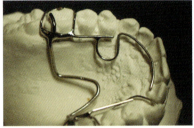

Dieses abnehmbare Therapiegerät geht auf Dr. Georg Bernhard Crozat aus Frankreich zurück und entspricht in seiner Wirkungsweise der aktiven Dehnplatte oder anderen funktionell unterstützenden Therapieapparaturen. Es geht um die gezielte Veränderung der Zahn-Kiefer- Stellungen. Der große Vorteil dieser Therapie besteht darin, dass sie vor allem bei der Erwachsenenbehandlung anwendbar ist, da es kaum zu Sprachveränderungen kommt und während der Tragedauer nicht sichtbar ist. Somit kann diese Schiene während der täglichen Arbeitsabläufe getragen werden.

Der Vorteil dieser funktionellen Therapie ist die dauerhafte Unterstützung des Mundraums in schwierigeren Fällen, empfehlenswert ist die Crozat-Schiene auch bei zu geringem Gebrauch des Aktivators Soulet-Besombes.

Der Nachteil besteht in der häufigen Kontrolle durch den Zahnarzt. Diese Schiene muss immer wieder nachgestellt werden und erfordert ein hohes Maß an mechanischem Verständnis seitens des Behandlers.

Heileurythmie

Diese wenig bekannte Therapie entspricht in ihrer Art dem Tai Chi oder Qigong, auch Schattenboxen genannt. Dies rührt daher, dass die Art und Weise der Bewegungen sich ähneln. Die Heileurythmie ist die europäische und das Tai Chi die chinesiche Ausdrucksform einer Selbsttherapie des Menschen.

Beim gesunden Menschen wirken die Kräfte der physischen, seelischen und geistig-individuellen Ebene harmonisch zusammen. Eine Erkrankung bedeutet eine Störung dieser Kräftekonstellation. Gezielte heileurythmische Bewegungsübungen bringen diese Ebenen wieder in ein gesundes Gleichgewicht. Der Patient kann mit therapeutischer Begleitung den Heilungsprozess selbst aktiv mitgestalten.

Die Grundelemente der Heileurythmie sind die in Bewegung umgewandelten Laute unserer Sprache, die je nach Indikation und therapeutischer Zielsetzung spezifisch angewandt werden. Die

Gestaltungsdynamik, die in der Lautbildung – d.h. im Aussprechen von Vokalen und Konsonanten – enthalten ist, wird in der Heileurythmie in Bewegung umgesetzt und erlebbar gemacht. Während sich in Mimik und Gestik unsere inneren Empfindungen nach außen hin zeigen, beeinflussen uns umgekehrt die heileurythmischen Bewegungen von außen nach innen.

Jeder Laut – jede Bewegung steht in einer bestimmten Wirkungsbeziehung zu den Vorgängen unseres Organismus. Heileurythmie wirkt somit gezielt wie ein Medikament – bis in die Funktion einzelner Organe und Organsysteme.

Der Mensch ist immer als Ganzheit zu sehen – so kann eine motorische Störung seelische Ursachen haben und eine seelische Störung organisch bedingt sein – Heileurythmie wirkt auf physischer, seelischer und geistiger Ebene.

Quelle: Auszüge mfGen. www.heileurythmie.de

Primäre motorische Ordnung   Pri.m.O.®

Die primäre motorische Ordnung und die neurofunktionelle Reorganisation sind verwandte Therapien mit dem Ziel der Harmonisierung der Muskulatur, des Bewegungsapparates.

Die motorische Entwicklung im ersten Lebensjahr ist ein sehr umfassender und komplexer Prozess. Für jedes Kind ist es sehr wichtig, alle physiologischen Entwicklungsstufen bis zum aufrechten Gang qualitativ richtig zu durchlaufen, ohne dabei einzelne Phasen zu überspringen.

Das gesunde Kind übt ständig, bis alle Bewegungsformen rhythmisiert und automatisiert erfolgen.

Fehlformen im Mund-Kiefer-Bereich weisen immer auf Bewegungsmangel bzw. auf ein Ungleichgewicht der
Muskulatur des gesamten Haltungsapparates hin.

Das Kurzprogramm „Primäre motorische Ordnung", habe ich aus Teilen der NFR (modifiziertes homolaterales Programm) und anderen Therapieformen entwickelt. Es beinhaltet die grundlegenden Bewegungsmuster der Normalentwicklung, die zwischen Geburt und sechstem Lebensmonat abgelaufen sein sollten.

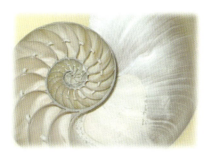

Neurofunktionelle Reorganisation

BEWEGUNG, RHYTHMUS, SPRACHE – drei Elemente, die durch muskuläre Einflüsse direkt auf die Zahnstellung wirken und deshalb einer besonderen Berücksichtigung bei der Therapie von ZahnFehlstellungen bedürfen.

Die Therapie beginnt mit den primären, natürlichen Bewegungen, die gleich nach der Geburt ausgeführt werden. Danach werden die verschiedenen Stufen der Bewegungsentwicklung wie das Rollen, Robben, Krabbeln bis zum aufrechten Gang hin durchlaufen. Es folgen Atem- und Mundübungen, spezielle Lichtübungen für Lese-Rechtschreib-Störungen und Fingerübungen für die manuelle Geschicklichkeit.

Die Bewegungen werden gleichzeitig von Reimen, Gedichten und Liedern begleitet. Der Sprach- und Bewegungsrhythmus führt zu einer rascheren Vernetzung im zentralen Nervensystem!

Die kognitiven Fähigkeiten werden durch den Inhalt der Gedichte oder Lieder angesprochen.

Quelle/Bild: Pri.m.O.® (Monika Prischl)

Anhang

Zur Zeit König Davids, also um 1000 v.Chr., standen im Hebräischen das \/ für die Zahl sieben und das /\ für die Zahl acht, dabei bedeuteten sie mehr als nur den reinen Zahlenwert. Beide Zeichen verbanden den materiellen Wert mit einer Fähigkeit einer Sache oder eines Menschen bezüglich seiner Funktion innerhalb der Gemeinschaft. Dies auch deshalb, weil die frühen Gemeinwesen noch sehr klein waren und Kontakte zu anderen Menschengruppen selten oder nie stattfanden.

Bekannte menschliche Kontakte liefen einstmals sehr langsam ab, und Änderungen benötigten viel Zeit. Dennoch fanden über morphogenetische Felder Veränderungen in jeder Menschenansammlung statt, was meiner Ansicht nach auch der Grund für die Entwicklung des menschlichen aufrechten Gangs in einer bestimmten Zeitepoche war.

Bekanntermaßen gibt es mittlerweile Funde von primär aufrecht gehenden Menschen auf vielen Erdteilen. Auch bauten menschliche Kulturen auf allen Kontinenten sich ähnelnde Wohnstätten, ohne dass damals irgendwelche Kontakte untereinander möglich gewesen wären – zumindest wurden keine nachgewiesen. Schiffs- und Wasserwege waren gleichsam das erste Internet und Vorreiter interkultureller Vermischung. Jedes Aufeinandertreffen von Menschen verursachte und verursacht Missverständnisse, da regionale, irdische Gegebenheiten unterschiedliches Handeln hervorbrachte und -bringt. Diese zwischenmenschlichen Ungereimtheiten zusammen mit den spezifisch weiblichen und männlichen Attributen erzeugten immer schon Umbrüche im sonst so einfachen Leben. Es gilt für mich, die Formen des Lebens zu akzeptieren und Spannungen anhand sichtbarer Umstände, zum Beispiel der Zahnstellung, zu erklären. Nur wenn wir erkennen, wie und weshalb wir so geworden sind, wie wir sind, können wir handeln und Änderungen herbeiführen. Die Erkenntnis führt darum zum Lösungsansatz.

DAVID bedeutet im Hebräischen die Zahl דוד = 616 Eine Zahl (wie wir sie heute verstehen) beinhaltete in dieser Sprache sowohl den Zahlenwert als auch die Bedeutung eines Wortes oder Namens – ähnlich wie zum Beispiel in der Sprache der MAYA und in deren Kalender.

Heute geht man davon aus, dass der ursprüngliche David nicht mit unserer Deutung übereinstimmt (israelitischer König, 1000 v.Chr.), sondern vielmehr davon, dass er aus dem nördlichen Europa nach Arabien eingewandert oder sogar kriegerisch dort eingefallen sein muss. Wie Sie sehen, ist jede Deutung einstmals verwendeter Ausdrucksformen sehr schwierig, eigentlich unmöglich, da sich die Sprache zu stark verändert und sich die Mehrfachbedeutung von Symbolen immer weiter in Richtung stärker differenzierender Symbolik entwickelt hat. Offenbar hatten die Menschen auch damals schon Schwierigkeiten, die vielen verschiedenen Bedeutungen richtig zuzuordnen. Zudem gab es nicht so viele schriftliche Ausdrucksmöglichkeiten, sodass vieles durch mündliche Überlieferung unterschiedlich übermittelt wurde. Man nehme nur heutzutage einen Unfall und lasse zehn Beobachter den Hergang beschreiben. Jeder Polizist/Richter weiß, wie schwierig es ist, aus den unterschiedlichen Aussagen jene herauszufiltern, die der Wahrheit am nächsten kommt.

Wir Menschen verfügen nur über eine subjektive Wahrnehmung, und diese täuscht uns immer wieder. Manchmal blendet sie gewisse Teile aus. Ob absichtlich oder unabsichtlich, sei dahingestellt, wichtig ist nur, dass es so ist. Je mehr Menschen eine Handlung aus dem für sie „richtigen" Blickwinkel sehen, umso mehr werden sie nur noch das erkennen können, was für sie logisch und richtig ist.

Was ein Mensch nicht kennt, kann er auch nicht erfassen. Wenn es um Sekundenbruchteile geht, muss unser Gehirn auf Abgespeichertes zurückgreifen können.

Den Hergang eines Autounfalls zum Beispiel kann ein Nichtautofahrer kaum beschreiben. Kleine Kinder hören es meist nur krachen oder knallen, selbst wenn sie den Autos beim Zusammenstoß zuschauen, da ihnen der Vorgang „Auto fahren" als solcher nicht geläufig ist. Sie können in der Regel noch nicht einmal sagen, welche Farbe die Autos hatten und Marken können sie schon gar nicht benennen. Für sie gibt es nur „Autos" (Das eine kam von da und das andere von dort). Kinder auf dem Land haben eine andere Wahrnehmung als Kinder in der Stadt, die ständig mit Autos umgehen müssen. Dafür ist es umgekehrt so, dass Kinder vom Land in der Natur anders leben können als die Stadtkinder.

Ich verdeutliche hier nochmals: Bewusste Wahrnehmung mit Beurteilung der Situation ist das Resultat eines kombinierten Lern- und Wiedererkennungsprozesses. Unbekanntes kann nicht „wiedererkannt" werden.

Fallbeispiele

vorher　　　　　　　　　　　　　　　nacher

Therapiedauer 3 Monate

vorher   nacher

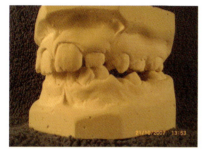 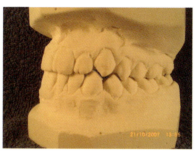

Therapiedauer 3 Jahre im Alter von 10 - 13 Jahren

vorher   nachher

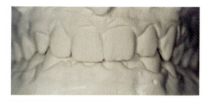 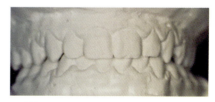
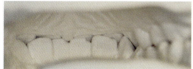 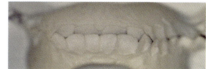

Beginn mit 10 Jahren   nach 6 Monaten

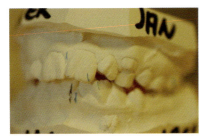
Beginn mit 11 Jahren

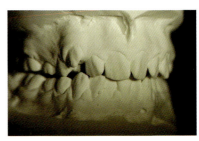
Beginn mit 14 Jahren

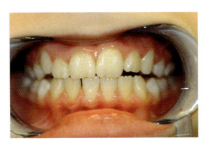
nach 1 Jahr

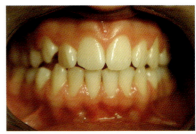
nach 5 Monaten

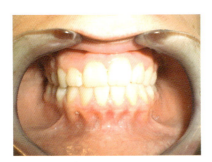
nach 7 Jahren

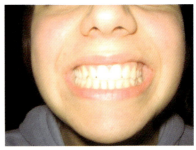
nach 2 1/2 Jahren

vorher   nachher

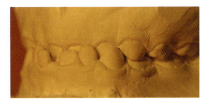   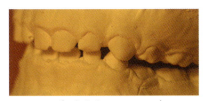

nach 3 Monaten mit
aktiver Dehnplatte

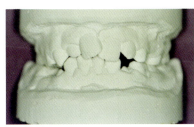   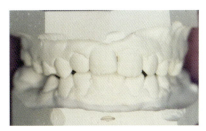

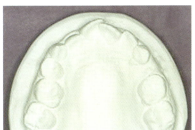   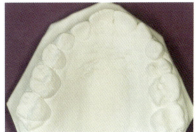

Beginn mit 8 Jahren   nach 6 Monaten

vorher	nachher
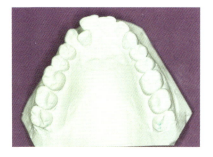	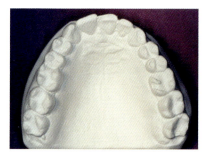
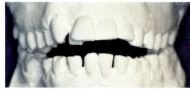	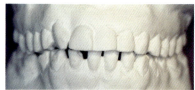
Beginn mit 48 Jahren	nach 18 Monaten

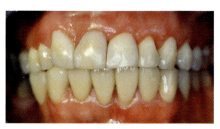

nach Veneerversorgung im
Anschluss an die Regulierung

Dank

Ich bedanke mich bei allen Patienten, die mich über Jahre hinweg an ihrem Leben teilhaben ließen, indem sie Vertrauen in mich hatten.

Allen voran danke ich der Familie Mann aus Salzburg. Ohne diese Familie hätte ich nicht so schnell und sicher diese Darstellung entwickeln können. Die Persönlichkeit eines Menschen anhand der Zahnstellung spontan zu erkennen, war ein Erlebnis, das wir gemeinsam in der Praxis hatten. Dieses Erlebnis hat mich auf den Weg meiner ganzheitlichen, zahnärztlichen Sicht geführt und wird mir immerzu in Erinnerung bleiben. Vielen Patienten erzähle ich nach wie vor von diesem ersten Erlebnis, da es die Grundlage meiner Arbeit bildet.

Ebenso danke ich meinen unnachgiebigen Lektorinnen Beate Bügers und Ilse Ennsfellner, die auf dem roten Faden bestanden. Christiane Thomas, Astrid Adelsberger, Yod Kolitscher, Hans-Ulrich Schachtner, Ingeborg Scherübel, Eva Wilhelm und Julei M. Habisreutinger für wertvolle Hinweise bei der Erstellung, dem Layout und der Schlussredaktion. Danken möchte ich auch meinem Freund Reinhard Fritz für die vielen Hinweise, für den Buchsatz und die unermüdliche Bereitschaft, Layoutänderungen vorzunehmen, weil mir immer noch was zu ändern einfiel.

Das Porträtbild vom Autor wurde von der Fotografin Stephanie Wächter aufgenommen. Herzlichen Dank!

Quellenangaben (Q:)

Q1. http://www.embryology.ch/francais/sdigestive/ popupdigetive/s01gesicht/zahnglockeH.html

Q2. www.wwa-kg.bayern.de/.../maeand10_gross.jpg

Q3. www.wwa-ts.bayern.de

Q4. http://www.vol.be.ch/site/home/lanat/fischerei/ fischerei-angelfischerei/fischerei-angelfischerei_gewaesser-fischarten/ m_ccfw_big-picture.htm?picurl=fischerei-angelfischerei_gewaesser-fischarten_seeforelle-seeforelle.jpg&picture=18015&x=500&y=183 &alttext =Seeforelle&legende=Seeforelle &autor=Foto%3A%20B%E9atrice%20Gysin

Q5. http://www.vol.be.ch/site/home/lanat/fischerei/ fischerei-angelfischerei/ fischerei-angelfischerei_gewaesser-fischarten/ bachforelle.jpg&picture=17978&x=500&y =208& alttext=Bachforelle&legende=Bachforelle&autor =Foto%3A%20B%E9atrice%20Gysin

Q6. http://www.embryology.ch/francais/sdigestive/ planmoddigest.html
Mit Genehmigung der Uni-Fribourg

Alle Bilder ohne Quellenangabe stammen ausnahmslos vom Autor.

Index

69 23, 24
absichtlich 34, 99
Adoptiveltern 27, 43
Aktionen 28
Aktivators 85, 90, 93
Akupressur 49
Akupunktur 49, 86
Alleinanspruches 25
Allgemeinwissen 30
Allheilmitteln 25
Alpenquellgebiete 88
Alter 11, 29, 30, 33, 39, 52, 55, 80, 101
Älteren 20, 28, 33, 52
Analyse 5
Aneurysma 76
Angst 16, 33, 34, 47, 66, 84, 85
Ängste 33, 82
Angstprognosen 33
Anlass 34, 77
An Mo 28
Annäherung 15, 17
Anpassung 15, 27
Anpassungsprozess 28
Ansicht 28, 97
Antipoden 18
Arabien 98
Arme 40, 78
Arterien 27
asiatischen 28, 30, 72, 73

Aspekt 16, 44
aufgeschweißtem 61
Aufmerksamkeit 40
Aufnahmen 35
aufrechtes Gehen 29
Aufregung 34
Aufrichten 27
Aufrichteprozess 28
Aura 19, 74, 76
Ausdruck 17, 47, 82
Auseinanderklaffen 34
Außenwelt 63, 81, 83
Backenzähne 51, 87
Balance 40
Barriere 61
Beckenlage 24
Bedürfnissen 49
Beeinflussung 31, 67
Befruchtung 35, 42
Begrenzung 63, 81
Begrenzungsflächen 38
Bein 29, 40
Beine 27, 29, 40, 41
Beinen 40, 41
Belohnungen 13
Berührung 34
Beschleifungstechnik 32
beschliffenen 32
bestimmt 22, 27, 43
Beteiligten 17
Betrachtenden 22

107

Bewegung   39, 93, 94
Bewertung   18
Beziehung   21
Beziehungskonflikten   17
Bindegewebe   36, 38
Biomimetik   42
Bissfläche   67
Blut   29, 38
Blutzirkulation   29
BMI   21
Body Mass Index   21
Bogenmaß   51, 65, 66
Bowen   49
Breite   21, 51, 56, 65, 67, 78, 82
Chance   24, 44
Chi   43, 49, 93
Christen   33
christlichen Religionen   33
Chromosomen   44
Computer   29
Dammbruch   82
Daseins   30
Dauerhaftigkeit   40
David   98
Davidstern   21, 22, 23, 24, 26
Deckbiss   9, 63, 81, 83
Definition   33, 50
Delta   88, 89
Detonationen   82
Diagnose   44
Dialekt   43

Dialekte   31
Dinge   14, 17, 41, 42
Dissozialisierung   15
DNA   28
Dompteur   13, 15
Doppelanlage   58
Down-Syndrom   44
dreidimensionalen   22
Dreieck   21
Dreikeimblatt   41
dressieren   12, 14
Druck   58, 63, 64, 83
Dualla   32
Durchbruchsreihenfolge   51
Ecke   17
Eckzähne   62, 84, 86, 87
Eckzähnen   51, 58, 61, 86, 87
Egalité   41
Egoismus   8, 20
Egoist   20
Egoisten   15
Ei   26, 35, 42
eigenem Antrieb   10, 29, 31
Eigenschaft   16
Eigenschaften   13, 57, 84
Einfühlsamkeit   17
Einheit   29, 41
Eizelle   42
Ekto   41
elastischen Fasern   35
Element   18, 82

Eltern   10, 15, 16, 20, 27, 31, 32, 43, 66, 67, 76, 82
Embryo   26, 29
Embryologie   35
Endoderm   41
Energie   17, 18, 23, 26, 34, 42, 43, 63, 69, 75, 81
Energiebahnen   49
Energiekreislauf   24
Entstehung   35, 40, 42, 89
Entwicklung   8, 29, 35, 41, 48, 52, 57, 61, 66, 68, 76, 94, 97
Erde   43, 78
Ereignis   33
Erfahrung   42, 61
Erhebung   22
Erkennung   82
Erlernung   72
Ernährung   16, 48
erwachsene   28
Erwachsene   10, 41
Erziehung   8, 12
ETA /BATASUNA   34
Exekutive   41
Fachwissen   30
Fähigkeit   97
Fähigkeiten   12, 15, 30, 96
Faktor   17, 52
Faktoren   25, 43, 44, 45
Familie   44, 86, 105
FAMILIE   41

Familienleben   14
Fantasien   75
Faulheitsbedürfnis   19
Fehlprogrammierung   29
Fehlstellungen   32, 41, 50, 65
Fernseher   32
Fingerabdruck   43
Fingerkuppen   49
Fischen   47
Flächen   21
Flussdelta   89
Flüssigkeiten   35
Forderung   19
Forelle   47
Form   16, 18, 21, 40, 44, 47, 50, 58, 65, 70, 72, 73, 76, 77, 88
Formen   13, 28, 47, 48, 77, 89, 98
Fortpflanzung   20, 23, 42
Fortschritt   5
Fötus   24
französische Stellung   23
Fraternité   41
freie Energie   18
freier Geist   18
Freiraum   77
friedliche Religion   33
Fühlen   16
Funktion   18, 27, 28, 35, 94, 97
funktionellen   29, 49, 93
Funktionen   27
Funktionsweise   31, 48

Gang   40, 94, 96
Gaumensegel   58
Geburt   14, 24, 26, 27, 29, 52, 55, 95, 96
Gedanken   16, 32, 34
Gefahr   18, 81
Gefangenschaft   12, 13
Gefühl   27
Gegensatz   14
Gegenwart   14
Gegenwort   17
Gehhilfe   40
Gehirn   12, 27, 28, 29, 40, 90, 99
GEIST   10, 18, 19, 41, 71, 73, 75, 76, 77
Gemütszustand   16
genetischen   43, 50
Gesamtbreite   54, 56
Gesamtheit   6, 23, 69, 71, 73
Gesicht   14, 52
Gesunderhaltung   39
Gesundheit   33
Gesundheitswesen   28
Gewässer   47
Gier   13
Glaubensbekenntnisse   16
gleichaltrigen   31
Gleichgewichtsorgan   40
Glücksbringer   87
Grad   27, 28
gravierende   32

Grenzen   71, 81, 82, 87
Großfamilie   76
Grundfarben   41
Grundfläche   21
Grundformen   22, 45, 47
Grundlage   38, 41, 105
Grundmuster   8, 45
Grundpfeiler   19
Gruppe   5, 12, 15, 20, 44
Haltung   40, 49
Harmonie   17
Hartsubstanzen   35
Hasenscharte   58
Hasenzähne   76
Hautfarbe   43
Hebelkräften   83
Hebräischen   97, 98
Heiler   87
Heileurythmie   9, 46, 49, 80, 85, 90, 91, 93, 94
Hemmschuh   16
Heraussprudeln   75
Herkunft   43, 48, 72, 73
Herzfehler   29
Hindernisse   17
Hinweise   105
Homöopathie   49, 91
Hülle   26
Hut   19
Idee   31
Ideenwelten   75

Imitation 42
Implosion 78
Informationsabspeicherung 29
Initiatoren 31
Inneren 21
Innigkeit 23
Interessen 14
Internet 32, 97
Interpretation 15, 22
Introvertiertheit 75
IRA 34
Islam 33
islamischer Gemeinschaften 33
Ist – Zustandes 5
Jahren 33, 52, 80, 101, 102, 103, 104
Judikative 41
Jugend 33, 67
Jüngeren 30
Kalender 98
Kamerun 32
Kariesform 32
Karma 43
Kaugummiblase 76, 78
Keimblätter 41
Kieferbogen 52
Kieferhöhlen 52
Kieferorthopäden 51
Kieferregulierungen 61
Kind 15, 16, 24, 28, 29, 31, 41, 68, 76, 94, 95

Kinder 10, 14, 15, 16, 27, 28, 30, 31, 43, 52, 62, 68, 72, 82, 99
Kindergarten 76
Kindern 15, 16, 27, 28, 31, 43, 92
Kinderwunsch 42
Kindesförderung 28
Klangfarbe 43
Kleinkindern 28
Knochenbildung 35, 38
Knochenbruch 38
Knochenhaut 38
Konstellation 24, 43
Kontakt 12, 15, 32, 79
Kontaktpunktkaries 81
Kontrahenten 19, 33
Konzeptionsmeridian 23
Kopf 17, 24, 26, 29, 48, 72, 74
Kopfform 47, 72
Kopfschädel 70
Koran 33
KÖRPER 10, 18, 19, 41, 73, 75, 77
Körpergewicht 21
Körpergröße 21, 39
Körpermittelachse 23
Krankheit 11, 33
Krankheiten 28, 58
Kreis 24
Kreuzzügen 33
Kultur 17, 32, 43, 44
Kulturen 97

111

Kulturflüchtlinge 14
Kulturkreis 27
kuscheln 20
Lachen 68
Land 99
Längenunterteilung 21
Langschläfer 14
Lärmen 68
Lautbildung 94
Leben 11, 12, 15, 18, 25, 27, 29, 35, 41, 42, 43, 75, 86, 87, 98, 105
Lebens 17, 23, 40, 42, 98
Lebensenergie 23
Lebensform 44
Lebensjahr 52, 67, 76, 80, 94
Lebewesen 12, 13, 40
Legalité 41
Legislative 41
Leidwesen 33
Leistungen 12
Lenker 23
Licht 41
Liebe 8, 16, 17, 18, 19, 20, 22, 23, 47, 63, 83
Liebe ist 16, 17, 18, 19
Linien 21
Lippen-Kiefer-Gaumen-Spalten 58
Lücken 8, 61, 63, 81, 82, 91
Lückenstand 82

Mäandern 89
Männliche 21, 22, 23, 26
Massenträgheit 18
MAYA 98
Medien 8, 31, 50
Mehrheit 33
Meinung 11, 14, 17, 19, 42, 65
Meinungsmachern 33
Menschen 5, 10, 12, 13, 14, 15, 16, 18, 19, 20, 23, 25, 26, 27, 29, 30, 32, 33, 35, 40, 41, 42, 44, 49, 50, 57, 68, 71, 72, 75, 76, 77, 81, 82, 84, 85, 87, 93, 97, 98, 99, 105
Menschheit 16, 49
Meridianen 23
Meso 41
Milchgebiss 82
Milchzähne 53, 54, 56
Milchzahnverlust 61, 91
Mimetik 42
Minderwertigkeitsgefühl 87
Missverständnis 28
Missverständnisse 16, 97
Missverständnissen 16
Möglichkeiten 12
morphogenetische 97
Mundraum 67, 72, 78, 84, 91
Mundschließer 84
Muskelfunktionen 28, 29, 31
Muskelgewebe 35

Muskelkater 38
Muskelkraft 84
Muskulatur 27, 28, 29, 31, 35, 38, 47, 48, 50, 56, 70, 72, 73, 78, 90, 94, 95
Muster 17, 31
Mutter 24, 43, 79
Muttersprache 30
Nachfolge 35
Nahrung 16, 48, 79
Nahrungssuche 14
Nasen-Lippen-Steg 72
Natur 15, 20, 41, 42, 50, 51, 99
Naturvölker 32
Nerven 89
Neugeborene 15, 20
neurofunktionelle Reorganisation 49, 94
Nichtanlage 58
Niveau 30
Nordirland 33
Not 19
Nuckelflaschen 61
nursing bottle syndrom 61
Oben 26
Oberhand 19
Oberkiefer 8, 30, 53, 58, 59, 62, 63, 69, 71, 72, 73, 74, 75, 76, 77, 84
Oberkieferfrontzähne 57, 83
offene Biss 8, 63, 79, 80
offenes Loch 29

Om 43
Operationsgebiete 38
Ordnung 9, 33, 90, 94, 95
Organisation 18, 19, 46
Organismus 38, 94
Osteoblasten 38
Osteoporose 39
Paradigma 47
Parodontitis 50
Partnerschaft 86
Periost 38
Persönlichkeit 5, 10, 21, 68, 71, 81, 82, 85, 105
Physiognomie 28
Pierre-Robin-Syndrom 77
Platz 18, 19, 51, 63, 66, 68, 71, 72, 77, 83, 85, 86
Platzhalter 57, 61, 62
Platzmangel 30, 56
Podest 25
Position 18, 24, 69
praktizieren 14, 19
Praxis 27, 81, 105
PROBIEREN 68
professionelle Inszenierung 31
Profil 69, 73, 75
Projektion 22
Prozess 15, 20, 27, 86, 94
Prozesse 27, 52
Psychotherapie 17
Pubertät 20, 86

Pudding 35
Pumpfunktion 29
Qualle 35
Radikalisierung 33
rationalen 34
Rätsel 41
Raute 22
Rauten 21
Reagenzglas 42
reden 14
Reduktion 39
Regel 8, 40, 41, 72, 73, 82, 83, 92, 99
regenerieren 38
Reifung 27, 86
Relativität 30
Religionen 16
Reorganisation 9, 49, 85, 96
reproduzieren 27
Resultat 35, 48, 99
Richtung 16, 27, 33, 52, 56, 67, 98
Riechen 16
Rotation 24
Rückenformende 63, 79
Rückzug 68
Ruhe 33, 39, 68
Rumpf 40
Samenzelle 35, 42
Sandstrand 35
Sanduhr 22

Sanduhrform 21
Säule 30
Säulen 8, 40, 41, 46
Scheidewände 29
Schere 84
Schlafmuster 14
Schleimhaut 83
Schmalgesicht 63, 64
Schneidezähne 51, 59, 79, 84
Schneidezähnen 58, 61
Schönheit 33, 105
Schranken 19
Schreianfällen 15
Schulversager 30
Schulzeit 30
Schutzverfahren 32
Schwangerschaft 24
Schwangerschaftswoche 58
Schwankungsbreite 29
Schwänze 40
Schwarzstorch 14
Schwerkraft 27
Schwerstarbeit 27
Schwierigkeit 15
Schwingsitze 28
Sechseck 21
SEELE 10, 18, 19, 41, 71, 73, 75, 77
Sehen 16, 44
sekundär 35
Selbsterkenntnis 15

Sexualität 23
Signale 12, 28, 29
Sinne 16, 49
Skelett 35
Skrupel 87
Sohn 28
Sorge 25
Soulet-Besombes 85, 90, 93
Sozialisation 8, 14, 15, 20
soziogenetischen 28
Spaltbildung 61
Spannungsverhältnisse 72
Sphinx 41
Spiegelbild 5, 8, 47
spiegelbildlichen 21
Spielen 68
Spirale 17
Spitze 21, 26
Spitzen 34
Sprache 15, 16, 27, 30, 31, 41, 43, 44, 72, 73, 93, 98
Sprachfindung 17
Sprachgebrauch 21, 30, 47
Spüren 16
Statik 35, 40
Statur 48, 66
Steuerung 18, 27
Stiefvater 79
Störungen 49, 58, 96
Streitsituationen 17
Strukturen 35, 57

STUDIEREN 68
suggeriert 21, 33
Symbol 32
Symbolen 98
symbolisch 34
System 35, 40
Systems 22
Teilen 33, 95
Thai 28
Theorie 32, 41
Therapeut 10, 31, 33, 82
Therapie 9, 10, 11, 41, 44, 46, 49, 52, 57, 71, 73, 82, 85, 90, 92, 93, 96
Tiefbiss 9, 63, 81, 83, 84
Tiere 12, 13
Tierwelt 16, 40
Tochter 28
Training 27
Trennung 63, 79
Trisomie 44
Überbeanspruchung 38
Überleben 13, 16, 20
Überlebenskampf 30
Übersicht 25
Übungen 27
Uhrzeigersinn 52
Umfeld 20, 28, 43, 76, 85
Umkehrung 8, 26, 27, 29, 75, 77
Umsetzung 28, 67
Umwandlung 27

Unfall 98
Unfug 18
Ungereimtheiten 97
Unten 26
Unterkiefer 8, 30, 53, 63, 69, 71, 72, 74, 77, 78, 84
Unterkieferfrontzähne 83
Unterschenkel 38
Unterstützung 28, 29, 93
Unzulänglichkeiten 87
Urkraft 18
Varianten 74, 84
Venen 27
Verbindung 42
Vererbung 28
vergleichbare 31
Verhalten 14, 18, 81
Verhaltensmuster 13
Verhaltensweisen 13
Vermeidung 32
Vermischung 49, 97
Vermittler 38
Vermittlung 18
Versammlung 44
Verschiebung 18, 22, 26
Verschmelzung 23, 42
Verstand 18, 49
Verzahnungen 50
Virenprogrammierung 29
Vitalität 18
Vögel 14, 40

Vogelgesicht 77
Volk 32
Vollkommenheit 23
Volumenzunahme 52
Vordergrund 15, 30, 74, 75
Vorfall 14
vorgeschobene 69, 75, 76
Vorhöfen 29
Vorratshaltung 13
Vorteile 32
Wachstumskraft 67, 84
Wachstumsstörung 58
Wahl 17
Wahrheit 98
Wahrnehmung 20, 26, 87, 99
wankende 27
Wasserwege 97
Weibliche 21, 22, 23, 26
Weichgewebe 38
weise 44, 66
Weißstorch 14
Weitung 52
Welt 12, 28, 31, 33, 35, 43, 44, 49, 75, 78
Werbung 31, 32
Wertung 44, 49
Wesen 12, 32
Wesensform 29
Widerstand 84
Wissen 18, 28, 75, 76
Wissenschaft 42

wissenschaftliche Abhandlung 35
wohlwollende 17
Wohlwollende 17
Wohnstätten 97
Wolfsrachen 58
Wortenthaltung 17
Wortlosigkeit 17
Wurzelspitze 85, 89
Yoga 27
Zahlenwert 97, 98
Zahnarzt 38, 51, 53, 92, 93
Zahnärzte 32, 65
Zahnbeschleifungsriten 32
Zahnbildung 9, 67, 88
Zahnbogen 30, 50, 58, 64, 66, 71, 73, 81, 83
Zähne 8, 9, 10, 11, 31, 32, 50, 51, 52, 53, 54, 56, 57, 61, 65, 66, 67, 71, 82, 83, 84, 85, 86, 87, 91
Zahnerhaltung 32
ZahnFehlstellungen 5, 96
Zahnkrone 67
Zahnoperationen 38
Zahnregulierung 8, 9, 10, 46, 90
Zahnregulierungen 31
Zahnspangen 31
Zahnstand 32
Zahnstellung 5, 10, 30, 31, 44, 45, 50, 72, 76, 77, 79, 82, 83, 84, 85, 96, 98, 105
Zahnwechsel 8, 52, 82

Zahnwurzel 67, 88, 89
Zahnziehen 38
Zäpfchen 58
Zeichen 10, 22, 23, 24, 25, 34, 97
Zeit 16, 20, 29, 38, 51, 52, 61, 97
Zeitepoche 97
Zeitzünder 82
Zellen 35, 38
Zellteilung 35
Zeugung 17, 26
Zufall 21
zugefallen 22
zurückgezogene 71, 73, 77, 84
Zusammenhang 10, 18, 21, 23, 25, 26, 47, 72, 86
Zwecke 16